DE

L'EXTIRPATION TOTALE DE L'UTÉRUS PAR LA VOIE VAGINALE

HISTORIQUE ET TECHNIQUE DE L'HYSTÉRECTOMIE VAGINALE

POUR ADÉNOME, CANCER, FIBROME

LÉSIONS DES ANNEXES, PROLAPSUS ET INVERSION

Par R. PICHEVIN

Chef des Travaux gynécologiques à la Clinique chirurgicale de l'Hôpital Necker.

VINGT-HUIT FIGURES ORIGINALES DANS LE TEXTE

PARIS

Bureaux de la *Semaine Gynécologique*, 5, rue Hautefeuille.
MALOINE, Libraire-Éditeur, 23-25, rue de l'École-de-Médecine.

BRUXELLES	LAUSANNE
H. LAMERTIN, Libraire-Éditeur, 5, rue du Marché-au-Bois.	F. PAYOT, 11, rue du Bourg.
BUCHAREST	TURIN
C. MÜLLER, Libraire, 53, Calea Victoriei.	C. CLAUSEN, Via di Po, 19.

1897

DE

L'EXTIRPATION TOTALE

DE L'UTÉRUS

PAR LA VOIE VAGINALE

DE
L'EXTIRPATION TOTALE
DE L'UTÉRUS
PAR LA VOIE VAGINALE

-----◆◆◆-----

HISTORIQUE ET TECHNIQUE
DE L'HYSTÉRECTOMIE VAGINALE
POUR ADÉNOME, CANCER, FIBROME
LÉSIONS DES ANNEXES, PROLAPSUS ET INVERSION

Par R. PICHEVIN
Chef des Travaux gynécologiques à la Clinique chirurgicale
de l'Hôpital Necker.

- - - - -

VINGT-HUIT FIGURES ORIGINALES DANS LE TEXTE

-----◆◆◆-----

PARIS
Bureaux de la *Semaine Gynécologique*, 5, rue Hautefeuille.
MALOINE, Libraire-Éditeur, 23-25, rue de l'École-de-Médecine.

BRUXELLES	**LAUSANNE**
H. LAMERTIN, Libraire-Éditeur, 5, rue du Marché-au-Bois.	F. PAYOT, 11, rue du Bourg.
BUCHAREST	**TURIN**
C. MÜLLER, Libraire, 53, Calea Victoriei.	C. CLAUSEN, Via di Po, 19.

1897

DE L'EXTIRPATION TOTALE DE L'UTÉRUS

PAR LA VOIE VAGINALE

HISTORIQUE

« L'érudition est indispensable aux chirurgiens, parce qu'elle les empêche de s'égarer à chaque moment. »

TARRAL *(Mém. sur l'ablation de l'utérus)*, 1829.

APERÇU GÉNÉRAL

L'hystérectomie vaginale totale n'est pas de date récente. Il est nécessaire de l'étudier tout d'abord dans l'antiquité. Au commencement de ce siècle, l'opération est tentée, à titre absolument exceptionnel, dans quelques cas de cancer. L'extirpation de la matrice est adoptée et réglée, puis abandonnée et même condamnée pendant 45 ans; elle renait sous l'égide de l'antisepsie et bientôt se vulgarise, en même temps que s'étend le champ de ses indications.

Dans la période ancienne, les interventions qui sont pratiquées pour enlever la matrice ne s'adressent qu'à l'utérus prolabé ou inversé et le plus souvent l'opération est exécutée pour remédier aux accidents causés pas un polype sphacélé et qui a entrainé l'utérus au dehors.

Pendant ce très long laps de temps, qui est compris entre le deuxième siècle de notre ère et le dix-neuvième siècle, l'opération est faite un peu au hasard, parfois d'une façon inconsciente, et, dans tous les cas, sans règles précises. Beaucoup d'observations anciennes sont apocryphes, douteuses ou manifestement erronées. Sans doute, quelques chirurgiens, dans le cours du dix-huitième siècle, ont réussi à enlever l'utérus, mais cette intervention radicale semblait être plus le privilège de quelques matrones audacieuses et parfois heureuses que celui des hommes de l'art. Il en fut ainsi jusqu'au commencement du XIX⁰ siècle.

La période moderne commence avec Sauter (1822) et avec Récamier (1828).

Une croisade est entreprise contre le cancer utérin, cette affreuse affection contre laquelle avaient été dirigées sans succès les armes bien émoussées de la thérapeutique. Des médecins rêvent de poursuivre le mal jusque dans ses racines, préconisent l'extirpation de l'utérus cancéreux et ne craignent pas de mettre à exécution cette opération.

La réussite de l'extirpation de la matrice éveille les espérances les plus vives. Hufland, dans un accès d'enthousiasme du reste injustifié, réclame l'érection de deux statues, à côté de celle de Jenner; l'une pour Struve, l'autre pour Osiander, qui tous deux auraient eu la gloire de pratiquer l'ablation de la matrice et d'enrayer ainsi la marche fatalement envahissante de cette désespérante maladie qu'est le cancer utérin.

Cette gloire, comme il le sera démontré plus loin, n'appartient à aucun titre à Struve; elle n'est pas échue non plus à Osiander, mais revient légitimement à Sauter et à Récamier. Tous deux, à des titres divers, ont bien mérité de l'humanité et de la science, non seulement en menant à bien une opération entourée des plus grandes difficultés, mais en posant les indications et les contre-indications de l'intervention, en démontrant que le cancer utérin n'était pas au-dessus des ressources de la chirurgie et en fixant les règles principales de la technique de l'hystérectomie vaginale.

Chose singulière, l'extirpation de la matrice par le vagin qui — au dire de Dieffenbach — faisait trembler l'opérateur le plus courageux, devait être entreprise avec succès, pour la première fois, non pas par un chirurgien mais par deux médecins et un accoucheur. Les trois premières hystérectomies vaginales qui furent suivies de guérison sont, en effet, dues à Sauter, docteur conseiller de médecine du grand-duc de Bade; à Blundell, professeur de physiologie et d'accouchements à Londres et à Récamier, médecin des hôpitaux de Paris: trois noms — comme la remarque en a été faite il y a soixante-sept ans — destinés à occuper dans l'histoire de la science une place honorable à côté de ceux des grands opérateurs.

Cette époque de rénovation fut aussi courte que brillante.

Les règles opératoires furent posées. Sauter fit connaître la marche générale de l'extirpation de la matrice. Récamier insista sur la nécessité de l'hémostase négligée jusque-là; il proposa de pratiquer des ligatures et même recommanda une méthode de forcipressure qui, pour être primitive et grossière, n'en est pas moins la preuve que ce génial esprit avait conçu l'idée de faire le pincement définitif des ligaments larges.

Les grands débridements du vagin et de la vulve pratiqués en vue de faciliter l'extirpation de la matrice et recommandés, il y a peu d'années, par Chaput, sont exécutés par Récamier, Siebold et Lizars. Tarral se demande si cette opération préliminaire ne pourrait pas être employée dans tous les cas.

Blundell, avant Péan, opère les femmes dans le décubitus latéral gauche, près du bord du lit.

Le renversement de l'utérus en arrière, que l'on obtient à l'aide d'un double crochet glissé sur la face palmaire des mains, est déjà mis en pratique par le professeur d'obstétrique de Londres.

Au contraire, Sauter et Clément préconisent la bascule de la matrice en avant.

Sauter et Récamier mettent en lumière et les facilités opératoires que procure l'abaissement artificiel de l'utérus, et la nécessité de produire la descente de l'utérus pour pouvoir pratiquer sûrement l'hystérectomie vaginale.

Enfin le record de la vitesse tente Blundell, qui affirme qu'il enlèvera la matrice en cinq minutes, quand il aura à sa disposition des instruments convenables.

Somme toute, les hystérectomistes du commencement de ce siècle avaient bien saisi tous les termes du grave et intéressant problème qui se posait devant eux. Ils en avaient trouvé la solution et avaient parfaitement tourné les principales difficultés. Ils ont décrit une technique qui a servi de guide aux chirurgiens contemporains, à l'époque de la renaissance de l'hystérectomie. Ce n'est guère que depuis quatre ans que nous avons entre les mains un procédé qui constitue un réel progrès sur la méthode léguée par les protogonistes de l'extirpation totale de la matrice.

Mais l'opération préconisée par Sauter et par Récamier ne devait pas tarder à être bannie du domaine chirurgical. Les récidives si fréquentes et si rapides après l'extirpation de l'utérus cancéreux et surtout l'effroyable mortalité qui sévissait sur les opérées, avaient eu pour résultat de jeter des doutes sur la légitimité même de l'extirpation de la matrice et, en somme, de la faire proscrire par l'unanimité des médecins et des chirurgiens.

Une période de décadence, puis de réprobation, de condamnation et enfin d'oubli, succéda à la phase florissante du début et s'étendit de 1830 à 1879, c'est-à-dire pendant près d'un demi-siècle.

Quelles étaient les causes de cette désespérante léthalité opératoire ? C'est en France que l'on eut tout d'abord la claire notion des accidents qui emportaient les opérées. La découverte de l'anesthésie et l'application des doctrines de Pasteur à la chirurgie, permirent à l'extirpation de la matrice de reconquérir son droit de cité dans la science. Cette époque de renaissance qui brilla tout d'abord de l'autre côté du Rhin, ne commença à luire en France qu'en 1882.

L'hystérectomie vaginale a été appliquée à la cure d'autres affections que le cancer de la matrice. L'extention la plus légitime et la plus féconde qui ait été faite de cette opération est certainement son application au traitement des fibromes.

Sans doute Kottmann a publié, en 1882, un cas d'extirpation de l'utérus fibromateux par la voie vaginale et a recommandé de pratiquer l'hystérectomie inférieure qui expose moins les opérées au shock et aux péritonites infectueuses aiguës, suivant l'expression de l'auteur. Péan n'a fait connaître son premier cas d'extirpation de fibrome par le vagin qu'un an après l'article de Kottmann, c'est à dire en 1883, dans la brochure déposée sur le bureau de l'Académie de médecine, le 10 juillet 1883, brochure qui a eu une édition spéciale et qui a été reproduite dans les leçons de clinique chirurgicale de Péan en 1886, p. 51. C'est donc à tort que Pozzi fixe la date de la publication de la première opération de Péan à l'année 1886.

La proposition de Kottmann était d'une application fort restreinte, parce que les fibromes susceptibles d'être enlevés par la voie vaginale, suivant les procédés usités ancienne-ment, ne pouvaient être que ceux d'un petit volume et fran-chissant sans entrave la filière pelvienne, c'est à dire les fibromes qui n'étaient guère justifiables de l'intervention radicale.

C'est à l'application systématique du morcellement que

l'on doit l'extension du champ des indications de l'hystérectomie vaginale. Quand on arriva à se rendre compte exactement des avantages du morcellement appliqué au traitement des gros fibromes, on put se convaincre de la possibilité de pratiquer par la voie vaginale l'extirpation d'énormes utérus bourrés de fibromes.

Cette pratique du morcellement avec ses multiples applications est due sans conteste à Péan qui l'a vulgarisée dans de nombreux travaux.

Enfin le dernier chapitre, non encore fermé, des indications de l'hystérectomie vaginale dans la cure des inflammations péri-utérines a eu le don de susciter des polémiques ardentes et des revendications qui ne sont pas toutes justifiées.

Mais on peut avancer que c'est l'École française qui perfectionna singulièrement le manuel opératoire et montra tous les avantages du pincement des ligaments larges, de l'hémisection antérieure, de la bascule en avant et du morcellement.

Le champ des indications de l'hystérectomie vaginale s'est donc agrandi considérablement ; nos différents procédés opératoires, qui sont bien près de la perfection, ont rendu l'opération si simple et si bénigne que l'extirpation vaginale est devenue une intervention facile dans un grand nombre de cas et à la portée de tous les chirurgiens.

HISTORIQUE DÉTAILLÉ

Période ancienne

L'ablation de l'utérus par la voie vaginale a été tentée dans l'antiquité et le premier auteur qui ait fait mention de cette opération est Thémison, d'après Soranus (¹). Deux

---

(¹) Soranus d'Éphèse a écrit un traité de chirurgie, au II° siècle de notre ère.

passages de Soranus, transmis par Oribase et par Aétius, méritent d'être cités ([1]) : « Il ne faut pas croire — lit-on dans Oribase — que l'utérus soit indispensable à la vie. Non seulement il se précipite à l'extérieur, mais même chez quelques femmes il a pu être enlevé sans que mort s'en suive, ainsi que Thémison recommande de le faire. »

Soranus s'explique plus complètement dans les lignes suivantes qui ont été reproduites par Aétius « Si la partie
» précipitée, par le progrès du temps et par le manque de
» soin, tombe en putréfaction, ou si par le contact continuel
» de l'urine, ou des dépôts de saleté, elle vient à s'ulcérer,
» on doit l'enlever sans aucune crainte de danger. On raconte
» qu'un utérus ainsi putréfié a pu être enlevé en totalité, et
» que le malade a néanmoins survécu. »

Moschion ([2]) qui vivait dans la seconde moitié du IIe siècle confirme l'opinion de Soranus.

Paul d'Egine (Ve siècle) écrit aussi : « Si par la durée du temps la matrice renversée vient à se gangrener, ce qui arrive quelquefois, il faut l'enlever, sans s'arrêter à la crainte d'un formidable danger, car on a vu et raconté que la matrice entière a pu être enlevée, et la vie conservée. »

La possibilité de l'opération est donc proclamée par Thémison, Soranus, Moschion et Paul d'Egine, mais aucun d'eux ne publie une observation authentique.

([1]) Denucé. *Traité chimique de l'inversion utérine*, 1883, p. 18.

([2]) « Si, comme cela arrive souvent, la matrice renversée se trouve altérée de
» telle sorte qu'elle noircisse, il faut se servir des mêmes moyens que nous
» avons l'habitude d'employer pour détruire les cancers, même le fer pour
» exciser la partie altérée devenue noire et sphacélée. Si la matrice entière est
» ainsi devenue noire, on doit l'enlever dans sa totalité. Il ne faut ni s'étonner
» ni considérer comme hors de croyance qu'on puisse proposer de l'enlever,
» puisque c'est après qu'elle a été peu à peu altérée et frappée de mort par la
» maladie que nous cherchons à l'extirper... Il nous paraît juste d'agir ainsi,
» puisque, au dire de nos anciens, plusieurs femmes ont pu vivre fort longtemps
» après cette opération. » Denucé, loc. cit. p. 20.

Benivieni (¹) pratiqué l'hystérectomie au XV⁰ siècle. Gatenaria (²) cite le fait suivant : « J'ai vu une femme qui avait la matrice pendante entre les cuisses et putréfiée ; on en pratiqua la résection, et elle vécut encore plusieurs années après et ne mourut enfin que l'année de la peste de Pavie. »

Dans son *Isagoyœ*, Bérenger de Carpi (²), raconte qu'il avait vu extirper par son père une matrice descendue hors du vagin et frappée de gangrène. Il pratiqua lui-même une opération semblable au mois de mai 1507 et il fit exécuter une troisième, le 5 octobre 1520, par son neveu Damianus. Toutes les opérées guérirent ; la dernière même, observée 3 ans après, avait ses règles aux époques accoutumées.

Bauhin (1601) rapporte des exemples semblables.

Mais on peut se demander si l'utérus a toujours été extirpé en totalité.

Sans doute il s'agissait, dans la majorité des cas, d'ablation de polypes sphacélés. Mais en est-il de même de l'observation d'Ambroise Paré (⁴) ? Denucé qui s'est livré à une étude

(¹) Denucé. Loc. cit. p. 71.

(²) Malgaigne. *Œuvres complètes d'A. Paré*, 1840, T. I, Introduction XCVIII.

(³) *Id.* p. CLXXXVI.

(⁴) J. F. Malgaigne. *Œuvres complètes d'Ambroise Paré*, 1840, T. II, p. 715. *Histoire d'une femme à qui la matrice fut extirpée, le jour des Roys 1575.* Une femme aagée de vingt-cinq à trente ans, saine et bien reiglée de ses purgations utérines, comme elle disoit, et réputée fort honneste et de bonne vie, se maria pour la seconde fois en l'an 1571, n'ayant eu enfans de son premier mariage. Peu après la copulation, eut signes de conception ; toutesfois, avec progrès de temps, se sentant une pesanteur ès parties basses si fascheuse pour la douleur, retention d'urine, et autres accidens, qu'elle ne la pourait plus endurer, s'en descouvrit à un barbier chirurgien son voisin et amy, nommé Christofle Mombeau, demeurant aux faux-bourgs sainct Germain des Prés, lequel, ainsi qu'il me rapporta, voyant une enfleure au périnée suivant le jugement de son art, appliqua embrocations et cataplasmes de décoctions d'herbes, et autres remèdes anodyns et remollitifs, par le moyen desquels la douleur cessa. Mais apparut à la lèvre intérieure de la partie honteuse une ouverture comme d'abcès rompu par laquelle sortit, une longue espace de temps, sanie tantost rougeastre,

approfondie de cette question et qui a passé soigneusement
au crible de la critique tous les faits consignés par les anciens

tantost jaunastre, tantost blaffarde. Cependant, ceste pesanteur ne se perdoit
point, ains s'augmentoit, et vint à telle conséquence, que l'an 1573, et les autres
ensuivans jusques au jour de la cheute, si la malade se vouloit tourner au lit,
ne le pouvoit aisément sans mettre les mains au ventre pour aider à supporter
ce faix du costé qu'elle se vouloit tourner; et lors encore sentoit-elle comme
une boulle tombant à plomb, de quelque costé que l'inclination du corps se fist.
Debout ou assise, ne pouvoit miner, n'aller à ses affaires, sans souslever
vers le diaphragme avec les mains ledit faix. Marchant, avoit grandissime difficulté de mouvoir les jambes, et pensoit avoir toujours quelque chose entre deux
qui l'empêchast. Quelques fois aussi de l'année, se renouvelloit ladite ouverture
et yssue de matière : et lors sentoit douleurs de teste et ès autres membres, dé-
faillemens de cœur, dégoustemens, vomissemens, suffocations, tant qu'enfin
vaincue de mal et impatience, le vingt septième décembre dernier, sous pro-
messe de certaine et asseurée guarison, fut persuadée par une femme empirique
de prendre de l'antimoine(¹). Dont la violence fut telle, qu'après avoir plusieurs
fois vomi avec grands efforts, et fait plusieurs selles d'eaux, sentit (ce pensoit-
elle) son fondement relasché. Visitée par une sienne amie, fut conseillée d'appeller
l'aide des chirurgiens, par-ce que ce qui sortoit ne lui sembloit estre le boyau
cullier, mais autre chose partant de sa nature. Je fus donc appellé le sixième
jour de janvier dernier, et M. Jacques Guillemeau, chirurgien juré à Paris, ensemble M. Antoine du Vieux, maistre barbier chirurgien, demeurant aux faux-
bourgs Sainct Germain des Prés, voisin de la dite malade, Et après avoir tout
bien considéré aduisasmes pour le meilleur qu'il falloit extirper ce qui paroissoit,
attendu la couleur noire, puanteur, et autres signes de susbtance pourrie. Si
commençasmes à tirer peu-à-peu par deux divers jours, sans douleur un corps,
qui fut jugé de Messieurs Alexis Gaudin, médecin ordinaire du roy et premier de
la royne, P. le Fèvre, aussi médecin ordinaire du roy et de madame la princesse
de la Roche-sur-Yon, De Violaines, docteur de l'Université de Paris, et nous
chirurgiens, estre le corps de la matrice, à raison que fut trouvé l'un des testi-
cules, et d'une grosse membrane restant d'une mole qui s'estoit apostumée,
crevée et vuidée, comme dit est. Après l'extirpation de ceste partie, la malade
se trouva mieux. Il y avait neuf jours devant l'extirpation, qu'elle n'avoit esté à
ses affaires, et quatre jours qu'elle n'avoit uriné : ce qu'elle fit depuis réglement
se trouvant fort bien par l'espace de trois mois, au bout desquels luy survint
une pleurésie, avec une grande fièvre continue dont elle mourut. Estant adverti
qu'elle estoit décédée, désireux de sçavoir ce que Nature avoit basti au lieu de
sa matrice, en fis ouverture : où n'ay trouvé la matrice, ains en son lieu une
callosité dure, que Nature avoit machiné durant les trois mois de si peu qui en
restoit, pour tascher à refaire ce qui estoit perdu. »

(¹) L'antimoine produit des effets merveilleux. — A. P.

croit, malgré l'avis de Compérat, qu'Ambroise Paré a réellement enlevé la matrice entraînée au dehors par un polype gangréné.

Quoique l'opération d'Ambroise Paré s'adressât à un cas de polype compliqué de renversement de l'utérus, elle n'en mérite pas moins d'être retenue; c'est en effet la première hystérectomie dont la publication est entourée de détails suffisants pour qu'il soit possible de contrôler l'authenticité du fait clinique et de l'acte opératoire.

Arnoult ([1]) amputa, en 1768, une matrice renversée à la suite de l'accouchement et la malade succomba. Au dire de Ruysch ([2]), un praticien tenta d'inciser un utérus qu'une sage-femme avait amené hors de la vulve, à la fin de l'accouchement, et détermina une hémorragie promptement mortelle.

Slevogt (1700), cité par Morgagni, enleva l'utérus et les trompes, alors qu'il pensait avoir pratiqué simplement l'excision d'un polype. La femme qui subit cette opération se rétablit heureusement.

Arnould fit l'amputation de la matrice dans un cas de renversement. La mort fut la conséquence de cette opération. Vater (1707) cite un succès à la suite d'une amputation de la matrice en cas d'inversion.

Dietrich (1745), rapporte un cas d'extirpation de la matrice inversée. La malade guérit.

C'est Anselin (1764), qui fit la même opération chez une femme dont l'utérus était inversé et carcinomateux. Il obtint une guérison.

En 1778, Deleurye pratiqua une amputation de l'utérus dans un cas d'inversion provoquée par les manœuvres d'une

([1]) Manquest de Lamotte. *Traité d'accouchement*. Paris, 1715, p. 186.

([2]) F. Ruyschii. *Observationum anatomico-chirurgicarum Centuria*. Obs. XXVI. p. 25. MDCCXXI. Amstelodami.

sage-femme à la suite d'un accouchement. La mort s'ensuivit.

Au dire de Wrisberg (1782) une sage-femme aurait été assez heureuse dans son audace pour enlever avec succès, à l'aide d'un couteau, la matrice dont elle avait provoqué le renversement par des manœuvres brutales et maladroites.

La malade guérit malgré une abondante hémorragie.

Osiander rapporte un fait analogue. Une sage-femme sectionna l'utérus et l'opérée survécut.

Bernhardt raconte (1802) l'histoire d'une sage-femme qui amputa avec un rasoir l'utérus renversé à la suite d'un accouchement. La malade se rétablit (¹).

Dans un cas de prolapsus, au dire de Velpeau, une servante de Venise s'arracha elle-même l'utérus.

Il est difficile d'établir à qui appartient la priorité de l'extirpation de l'utérus. Plempuis cite l'exemple d'une femme qui aurait subi l'ablation de la matrice et qui serait devenue enceinte par la suite. D'autres faits semblables invitent à la plus grande circonspection. Hegar et Kaltenbach écrivent avec raison :

« Schenk de Grafenberg réunit en 1600 vingt opérations environ comprenant les cas de Carpus, de Zaculus Lusitanus et d'Andreas à Cruce qui fit en 1560 une opération dans le cas de carcinome. Les femmes ainsi privées de leur utérus pouvaient être menstruées plus tard, concevoir et enfanter. Aussi 'ne doit-on attacher aucune importance à ces observations. »

(¹) Les sages-femmes ne furent pas toujours aussi heureuses dans leurs entreprises aveugles. Des rebouteurs, des médecins ignorants causèrent la mort des malades en sectionnant inconsidérément l'utérus en état d'inversion :

Cas cités par St Van der Wiel (1687), Bohemer (1679), Dailliez (1803), Baxter (1810) ayant pour auteurs responsables des sages-femmes. Saunders (1679) cite l'exemple d'un rebouteur qui tua la malade dans des conditions identiques, etc.

Monteggia, au dire de Lazzari, aurait pratiqué trois fois l'extirpation totale de l'utérus non déplacé, vers le commencement de ce siècle. D'après de Siebold, Osiander l'aurait exécutée une fois avec succès, et Sauter rapporte aussi au même chirurgien la gloire d'avoir pratiqué, pour la première fois et d'une façon systématique, l'ablation de l'utérus. Le médecin de Constance donne la date du 5 mai 1801 comme étant celle de la première intervention d'Osiander. Sauter semble admettre qu'en 1808 cet opérateur avait déjà enlevé huit fois l'utérus en totalité. Il ajoute qu'une malade qui avait déjà subi l'extirpation de l'utérus fut réopérée, après récidive du mal.

Je crois qu'il est loin d'être démontré qu'Osiander ait jamais pratiqué l'hystérectomie totale. Baudelocque avait exprimé, en 1803, des doutes sur la réalité de l'extirpation totale de l'utérus pratiquée par Osiander dans un cas de cancer et il disait dans une lettre reproduite par Hergott :

« Il y a déjà plus de vingt ans que Lauverjat fit très sérieusement à l'Académie de Chirurgie la proposition de faire cette opération, mais personne ne l'écouta. M. Osiander rendrait Paris bien heureux en amputant avec talent de pareilles matrices et en guérissant les malades. »

En réalité, Osiander semble n'avoir pratiqué que l'amputation du col utérin et c'est aussi l'avis catégorique de A. N. Gendrin, consigné en 1820 dans le *Journal général de médecine.*

Période moderne.

Ce qui est plus réel c'est que Wrisberg, en 1787, posait nettement la question suivante : L'extirpation de l'utérus ne pourrait-elle pas être pratiquée, lorsqu'elle est indiquée ? Osiander, en 1793, écrivit sur le même thème. Struve en fit l'objet d'une dissertation.

ÉPOQUE DE RÉNOVATION

Au commencement de ce siècle, la lutte contre le cancer hantait les esprits et exerçait la sagacité des médecins et des chirurgiens. L'Académie médico-chirurgicale de Vienne, réflétant les préoccupations et les aspirations du monde savant, avait mis au concours, en 1810, un prix sur le traitement du cancer utérin. L'Académie demandait aux candidats, dans son programme, de fixer les limites de la possibilité de l'extirpation de la matrice et de discuter la question au point de vue de l'étendue et du siège du cancer.

La première extirpation d'utérus cancéreux et non prolabé semble avoir été faite par Paletta (de Milan) le 13 avril 1812. L'opérateur enleva sans s'en douter la totalité de l'utérus, alors qu'il ne voulait pratiquer que l'amputation du col. La patiente succomba deux jours environ après l'intervention.

C'est en 1813 que se place une observation importante de Langenbeck.

L'utérus était en prolapsus et non dégénéré. Langenbeck enleva la matrice en évitant d'entamer le péritoine, dit-il. Dans ce but, il laissa une portion du fond de l'utérus. La cavité péritonéale ne fut pas ouverte et cependant Langenbeck ajouta que les ovaires et les ligaments ronds furent extirpés en même temps que l'utérus. Il y eut une hémorragie considérable. Quatre ligatures furent posées et l'opérateur dut se servir de ses dents pour serrer les fils.

Le récit de cette opération n'est pas à l'abri de toute critique. Il suffit d'ajouter que Marc Langenbeck, qui fit l'autopsie de cette opérée longtemps après l'intervention pratiquée par son père, prétend ne pas avoir retrouvé ni les annexes, ni l'utérus, pas même le fond de la matrice.

S'agissait-il d'une véritable extirpation totale? Doche le suppose sans preuves suffisantes; Hegar et Kaltenbach

mettent le fait en doute. Le diagnostic de cancer paraît
incertain. « Cependant les heureux résultats obtenus par
Langenbeck eurent une grande influence et la méthode de
décortication sous-péritonéale de l'utérus, proposée par ce
chirurgien, trouva pendant longtemps de nombreux partisans. »

Sauter (de Constance) en avait connaissance, quand il
pratiqua, de parti pris et avec succès, l'ablation de l'utérus
cancéreux, le 22 janvier 1822.

C'est à Sauter qu'il faut, en grande partie, rapporter
l'honneur d'avoir exécuté méthodiquement et en toute
connaissance de cause l'hystérectomie vaginale dans le cas
de cancer.

Sauter passe en revue les objections faites contre l'ablation
de l'utérus, au nombre de sept et les réfute en excellents
termes.

Il pose les indications et les contre-indications :

Avant d'entreprendre cette opération, on déterminera
avec soin quelle est la véritable nature de la maladie, quelles
sont les parties du bassin qui sont atteintes, et quel est l'état
des autres organes et en particulier de ceux qui sont situés
le plus près de l'utérus. On doit avoir égard à la constitution
générale de la malade.

« Si l'on reconnaît que plusieurs organes indépendants de
l'utérus sont atteints de la même maladie et ne sont pas
susceptibles d'être totalement enlevés, ou si la constitution
en est affectée, cela forme une contre-indication à l'opération. »

Sauter ajoute :

« L'extirpation de l'utérus pourra être entreprise dans les
cas douteux ; car on a vu plus d'une fois une opération
réussir contre toute espérance... » L'expérience a démontré
que les prévisions du médecin de Constance étaient fondées.

A maintes reprises l'hystérectomie pour cancer a donné une survie relativement considérable, alors qu'on avait lieu de redouter une récidive immédiate ou mieux la continuation du mal que l'on craignait de n'avoir pas enlevé entièrement. Il faut encore citer le médecin de Constance :

« L'extirpation de l'utérus suppose les mêmes périls et les mêmes chances incalculables que toutes les autres grandes opérations ; elle peut être entreprise comme celles-ci, lorsqu'elle paraît être le seul moyen vraisemblable de guérison. »

« Les maladies qui nécessitent l'extirpation de l'utérus, sont le squirrhe, le cancer et peut-être quelques autres affections démontrées incurables, qui se bornent à l'utérus, causent de violentes douleurs et consument la vie des malades. »

Le cancer est-il limité à l'*orifice externe*, on peut se borner à pratiquer l'ablation du col ; l'utérus est-il envahi plus haut, on peut enlever tout l'organe. L'extirpation totale est seule indiquée, si toute la matrice est dégénérée. Du reste, Sauter croit que l'ablation de tout l'utérus est plus facile et donne lieu à une hémorragie moins redoutable que l'amputation du col.

Voici le manuel opératoire qu'il propose :

Il évacue la vessie et le rectum. Il abaisse la matrice et trace sur le col une incision circulaire. Il sépare la vessie de l'utérus avec des ciseaux courbes. Il ouvre le cul-de-sac vésico-utérin. A travers cette incision, il introduit la main gauche, la paume tournée en arrière, saisit le fond de l'utérus le fait basculer en avant et en bas, et coupe les deux ligaments larges.

Dans l'opération qu'il fit, il sectionna les ligaments larges, après ouverture du cul-de-sac péritonéal antérieur et avant d'avoir réussi à faire basculer l'utérus en avant. Quand il y parvint, il ne lui resta plus qu'à diviser les attaches postérieures de l'utérus.

L'opérée perdit, de l'aveu de Sauter lui-même, un litre et demi de sang et guérit en présentant les signes d'une fistule vésico-vaginale.

Comme on peut le constater, Sauter ne fit aucune hémostase, et ce qui est plus grave, il avança un fait qui n'était pas de nature à assurer l'avenir de l'hystérectomie. L'hémorragie, dit cet audacieux médecin, est peu considérable, si on se tient près de l'utérus, parce que les vaisseaux sanguins propres sont d'un petit calibre. (Et cependant son opérée n'avait pas perdu moins d'un litre et demi de sang!) Si l'hémorragie est importante, ajoute Sauter, il faut pousser contre l'intestin un grand gâteau de charpie.

Il est inutile d'insister sur l'erreur du médecin de Constance et sur l'inefficacité du moyen qu'il proposa en cas de perte de sang redoutable.

Enfin Sauter écrivit les lignes suivantes qui méritent d'être transcrites :

« Si les vices de l'utérus étaient soigneusement reconnus » et méthodiquement traités par des médecins probes et » instruits, si l'on s'assurait de bonne heure de l'incurabilité » de la maladie par les remèdes internes et de la nécessité de » l'opération, si l'on soutenait avec soin les forces vitales, si » enfin l'on pratiquait l'opération avant que l'organisme » entier menaçât de tomber en ruines, je suis persuadé qu'on » sauverait la majeure partie des malades opérées. »

En 1824, Siebold entreprit l'extirpation de la matrice, d'après une technique qui n'est pas meilleure que celle de Sauter. Il faut signaler deux incisions libératrices faites sur le périnée, au cours de l'opération, dans le but d'agrandir la vulve et de faciliter, par suite, les manœuvres d'abaissement de l'utérus. La malade mourut soixante heures après l'intervention.

L'année suivante, Siebold renouvela sa tentative qui n'eût

pas plus de succès : L'opérée succomba cinquante-quatre heures après.

Holscher opéra une femme de trente-cinq ans, d'après les préceptes de Sauter. La malade perdit dix onces de sang et mourut au bout de vingt-quatre heures.

Blundell avait pratiqué quatre fois l'extirpation de l'utérus. Dans trois cas, l'opération se termina par la mort. Voici les renseignements que l'opérateur anglais donna sur sa quatrième malade :

Il s'agissait d'une femme de cinquante ans, atteinte d'un cancer qui avait envahi le quart supérieur du vagin. L'utérus était mobile. Blundell pratiqua l'opération le 10 février 1828.

La malade fut placée dans la position obstétricale usitée en Angleterre. Elle fut couchée sur le côté gauche, près du bord du lit.

Blundell traça une incision sur la partie médiane postérieure du vagin, dégagea le vagin et le rectum d'abord du côté gauche, puis du côté droit. Il avait agrandi transversalement l'incision vaginale, de sorte qu'après avoir introduit la main dans le vagin il put glisser l'indicateur et le médius derrière la matrice. Sur la face palmaire de ses doigts il introduisit *un double crochet*, afin de saisir le fond de la matrice. L'utérus fut ainsi attiré en bas et arrière et descendit dans le vagin. Après *cette bascule de l'utérus en arrière*, il sectionna les ligaments larges au ras de l'utérus et détacha avec le plus grand soin l'*utérus et une portion du vagin de la vessie*. L'opérateur ne s'occupa pas de l'hémostase. L'extirpation de la matrice fut terminée au bout d'une heure. Quoiqu'il en soit, cette hystérectomie réussit; l'opérée guérit : elle était bien portante cinq mois après l'opération.

Blundell enregistra donc un succès. C'était le second à l'actif de l'hystérectomie vaginale et il ne survint que six ans après l'heureuse tentative de Sauter.

Comme il a été dit plus haut, Blundell perdit trois autres opérées, l'une en trente-neuf heures, l'autre neuf heures après l'intervention, et la troisième très rapidement.

Il suffit de signaler un insuccès de Banner (de Liverpool). L'opérée (2 septembre 1828), mourut le quatrième jour.

Lizars pratiqua une extirpation de la matrice le 2 octobre 1828, et pour faciliter les manœuvres, *il fendit sur la ligne médiane le rectum, le vagin et le périnée.* Il fit des tentatives pour enlever un ovaire malade; il ne pût y réussir et alors il ponctionna la tumeur. L'opérée perdit environ deux litres de sang ou un peu moins, et mourut le lendemain.

S'il est juste de mettre en relief le nom de Sauter, il n'en est pas moins équitable d'attribuer à Récamier un rôle important dans l'histoire de l'hystérectomie vaginale.

Le hardi novateur poursuivait avec la plus grande ténacité ses études sur le cancer. Il ne désespéra pas d'enrayer le mal.

Dès 1818, il avait entrepris des expériences publiques sur le cadavre à l'Hôtel-Dieu, pour fixer la technique de l'extirpation de l'utérus. En outre, il étudia avec soin, au point de vue clinique, les cas susceptibles d'être traités avec succès par l'ablation de la matrice. Il faut constater, avant d'entreprendre l'opération, écrivait-il, que l'utérus est mobile, que le rectum et la vessie ne sont pas envahis par la dégénérescence maligne.

Ce fut le 20 juillet 1820 que Récamier enleva pour la première fois un utérus cancéreux. La malade guérit. Cette guérison eut un énorme retentissement. Mais le grand mérite de Récamier fut d'avoir insisté sur l'utilité de l'abaissement de l'utérus, et surtout sur la nécessité de l'hémostase. L'illustre gynécologiste français fut le premier à indiquer les dangers de l'hémorragie, à montrer comment il fallait opérer pour se mettre à l'abri des pertes de sang. Il décrivit le premier un procédé régulier d'hémostase, qu'il mit du reste en pratique. Il préconisa en cas d'hémorragie le *pincement du ligament large* à l'aide d'un instrument bien simple et qui réalise la forcipressure, non pas préventive mais consécutive et définitive. Qu'importe que l'instrument proposé par lui fût grossier et imparfait ! Il n'en reste pas moins avéré que c'est Récamier qui eut le mérite de dire nettement que le chirurgien pouvait avoir recours au pincement des vaisseaux pour mettre fin aux pertes de sang qui surviennent pendant et après l'extirpation de la matrice.

La question de l'hémostase lui sembla si importante qu'il critiqua l'opération pratiquée par Sauter et qu'il adressa les mêmes reproches à Langenbeck.

Sans doute, il ne lia que le tiers inférieur de ligaments larges pour se mettre à l'abri de l'hémorragie provenant de l'artère utérine. Il crut, lors de sa première opération, qu'en rasant l'utérus, on pouvait détacher la partie supérieure des ligaments larges sans amener une hémorragie de « l'artère ovulaire ». Il recommanda, pour la section de cette partie supérieure des ligaments larges, un bistouri qui coupait mal et qui sectionnait les tissus en sciant, ce qui devait se faire avec lenteur.

Mais il avait pris ses précautions contre l'hémorragie de l'utéro-ovarienne. Il aurait serré et tordu le vaisseau ; il aurait passé un fil avec une aiguille courbe à l'endroit où le sang aurait jailli ; *il aurait embrassé le ligament coupé avec une lame de plomb recourbée comme une pince qu'il aurait serrée et laissée en place.*

Ce n'est pas que Récamier eût considéré comme négligeable l'hémostase de la partie supérieure des ligaments larges. Au reste, voici comment il s'exprimait :

« S'il n'y avait pas prolapsus, je propose le procédé opératoire suivant : abaisser jusqu'à la vulve l'utérus malade, avec une forte pince de Museux, comme pour la résection de son col; ou bien se servir pour déterminer cet abaissement d'une tige de fer brisée et susceptible de se dilater par une vis de rappel, après avoir été introduite dans la cavité utérine. L'abaissement produit, on peut inciser le vagin et le péritoine en avant et en arrière du col en suivant la surface de l'utérus. Avec le bistouri caché, porté sur l'extrémité du doigt qui le conduit, on ouvre le vagin et le péritoine en avant de la partie moyenne du col et du corps de l'utérus, en le rasant de très près, afin d'éviter les uretères et le fond de la vessie; cela fait, on place dans l'ouverture le bout de l'index gauche qui sert de conducteur au bistouri boutonné, avec lequel, en suivant transversalement la surface de la matrice, on prolonge, à droite et à gauche, la première ouverture jusque vers les ligaments larges. On procède ensuite de la même manière en arrière.

» Cela fait, on voit que l'utérus ne tient plus au reste du corps que par ses parties latérales. Alors on passe au-dessus de chaque ligament une ligature qu'on fixe avec un serre-nœud, au moyen d'une sonde de Belloc. Les ligatures étant serrées, on termine l'opération comme dans le cas de prolapsus, en réséquant l'utérus de manière à ne laisser de chaque côté qu'un petit moignon pour les soutenir;

» 3° Lorsque le col de l'utérus, ramolli, détruit par la maladie ou déjà excisé, ne peut donner prise pour l'attirer à la vulve, on pourra se servir du procédé que je vais décrire. Avec le bistouri caché convexe, conduit sur l'index, on incise le vagin et les replis du péritoine en avant et en arrière, en remontant sur la matrice. Ces premières incisions sont prolongées à droite et à gauche, sur toute sa largeur, avec un long bistouri boutonné, porté sur le doigt qui lui sert de conducteur; cela fait, on a la facilité de porter sur l'utérus la pince de Museux par les deux ouvertures faites d'abord et de l'abaisser jusqu'à la vulve pour terminer l'opération par deux ligatures latérales et la section des ligaments très près de la matrice. »

L'illustre médecin va plus loin :

« L'utérus recevant ses plus gros vaisseaux par la partie inférieure des ligaments larges, il serait peut-être préférable de procéder de *bas* en *haut* pour faire l'incision, qu'on ne terminerait à la partie supérieure qu'après s'être assuré qu'il n'y avait point d'hémorragie. Dans le cas où cet accident aurait lieu, on se ménagerait, au moyen de l'utérus, la facilité de retenir ou de ramener à la vulve l'orifice des vaisseaux coupés pour les cautériser ou même les lier. »

Le succès de Récamier eut un très grand et très légitime retentissement en France et à l'étranger. Avec une ardeur d'apôtre, il prêchait la croisade contre le cancer utérin. Son enthousiasme se communiquait à ses élèves et aux chirurgiens français, et de là au monde savant. Son procédé, basé sur des données anatomiques exactes, était très attrayant et semblait facile, puisque l'auteur avait exécuté son opération en vingt minutes. Dans tous les cas, on peut dire qu'il avait posé les règles de l'hystérectomie vaginale, telle qu'elle se pratiqua plus tard, de 1870 à 1892, avec quelques modifications insignifiantes.

De plus, Récamier précisa avec netteté les indications de l'ablation de l'utérus, proclama que l'extirpation totale était préférable à l'excision, à moins que l'affection ne fut bornée strictement au museau de tanche, montra les dangers de l'hystérectomie et signala même la possibilité de l'*abus* de l'opération. Enfin, il indiqua les signes cliniques qui permettent d'apprécier la localisation du cancer de l'utérus.

L'exemple et l'enseignement du gynécologiste parisien eurent le don de susciter de nombreux travaux tant en France qu'à l'étranger et provoqua en même temps une véritable levée de bistouri sur l'utérus carcinomateux.

Dès 1820, Tarral (de Paris), dans un mémoire fort intéressant, proclama à nouveau la nécessité de faire l'hémostase totale des ligaments larges.

Clément, ex-chirurgien de l'hôpital d'Avignon, dans un mémoire paru à Paris, en 1830, exposa le procédé d'extirpation de l'utérus qui lui semblait préférable. Voici les différents temps de l'opération :

1° Placement d'une pince érigine ;

2° Abaissement de l'utérus ;

3° Incision du vagin ;

4° Dissection du tissu cellulaire avec les doigts, pour séparer la vessie et le rectum de l'utérus, avant d'entreprendre les ligatures artérielles : d'où, facilité plus grande pour agir sur les ligaments larges, pour abaisser et renverser la matrice.

5° Renversement en avant de l'utérus, manœuvre utile.

0° Section des ligaments larges et ligature isolée des vaisseaux. Clément décrivit ainsi ce temps de l'opération :

« Un aide maintient le ligament large, tandis que je l'incise de bas en haut en rasant l'utérus. Je saisis avec un crochet de Bronfield chaque vaisseau aussitôt qu'il est divisé et je le lie, sans attendre la section complète du ligament. »

N'était-il pas difficile de donner la description d'une technique plus parfaite que celle qui fût imaginée par Clément?

Tels sont sont les hommes qui ont contribué à agrandir le domaine chirurgical et à faire entrer l'hystérectomie dans le domaine des opérations réalisables et parfaitement légitimes.

Les chirurgiens si remarquables qui existaient à cette époque s'emparèrent de la nouvelle conquête.

Roux, par deux fois, tenta l'opération, et ses malades succombèrent le lendemain. Langenbeck perdit trois opérées.

Wolff, Dubled, Dieffenbach, Delpech, Walther, Warren, Bodenstad, Fabri, ne furent pas plus heureux.

Tous les chirurgiens renoncèrent à l'opération qui ne leur avait donné que des revers et des déboires.

ÉPOQUE DE CONDAMNATION ET DE RÉPROBATION

L'extirpation de la matrice ne tarda pas à être bannie du domaine chirurgical. Pas une voix autorisée ne s'éleva tant en France qu'à l'étranger, jusqu'en 1878, pour défendre l'opération. Elle tomba sous les coups de la réprobation générale. Il faut avouer que la lecture des noires statistiques était bien faite pour arrêter les chirurgiens les plus téméraires.

Boivin et Dugès font la triste constatation suivante : « Des dix-neuf malades, seize ont succombé aux suites de l'extirpation... Des trois qu'on put regarder momentanément comme guéries pas une n'a survécu plus d'un an. »

Velpeau écrit : « La conséquence d'un aussi triste résultat, n'est-elle pas qu'on doit décidément bannir cette opération de la pratique. »

Duparcque s'exprime dans les termes suivants, en 1835 : « On sera autorisé à se demander s'il ne serait pas plus avantageux pour l'humanité et pour la science elle-même d'abandonner une opération qui, pour un bien petit nombre de succès, présente tant de chances périlleuses. »

Colombat, de l'Isère (1843), n'est pas moins net dans son appréciation :

« Ce relevé statistique et funéraire de l'extirpation de la matrice est plus que tous les raisonnements capable de détourner les praticiens d'une aussi redoutable opération ; on devra donc la rejeter de la pratique de la chirurgie... »

Sédillot (1846), après avoir énuméré les désastres de

l'extirpation de la matrice, ajoute que s'abstenir semble être un devoir en présence de pareils insuccès.

Scanzoni (¹) relève deux guérisons sur dix-neuf opérations et prononce le jugement suivant: « L'on comprendra que l'on ne veuille pas se prononcer sur l'admissibilité de la méthode en question. Elle appartient à l'histoire, et sûrement personne ne voudra aujourd'hui l'exécuter pour un cancer utérin. »

En 1858, Aran exécute sommairement l'opération :

« L'extirpation de l'organe tout entier est une de *ces folies chirurgicales* qui ne tenteront personne aujourd'hui ; même ceux qui, à l'exemple de Langenbeck, seraient disposés à croire à la possibilité de pratiquer cette opération sans ouvrir le péritoine. »

Nélaton (1859) est aussi catégorique :

« Quant à l'amputation partielle du corps de l'utérus, à l'extirpation de la matrice cancéreuse, qu'il nous suffise de dire qu'elles ont été tentées. Un succès obtenu par hasard ne saurait légitimer une semblable tentative. »

Le *Traité clinique des maladies de l'utérus et de ses annexes*, publié par Becquerel, en 1859, résume l'opinion unanime des gynécologistes :

« Je pense qu'on peut considérer cette opération (amputation de l'utérus en totalité) comme tombée dans un oubli absolu et qu'il n'entrera dans l'esprit d'aucun chirurgien de la pratiquer de nouveau. »

Robert Barnes, dans son *Traité clinique des maladies des femmes*, ne juge pas plus favorablement l'opération :

« La question de l'extirpation totale de l'utérus ne mérite guère d'être discutée. »

Courty, se fondant sur l'expérience malheureuse qui a été

(¹) *Traité pratique des maladies des organes sexuels de la femme*, traduction française, Paris, 1858, p. 255.

faite par ses devanciers, se croit autorisé à porter un jugement sévère :

« ... Il est démontré par l'expérience la plus directe possible qu'une opération si meurtrière ne doit pas être tentée. »

Et Rochard, dans son *His... .e de la Chirurgie française* (1875), proclame la condamnation qui frappe l'hystérectomie :

« Larrey lui porte le dernier coup... Un pareil arrêt devait être sans appel, le temps n'a fait que le ratifier. »

Au moment même où ce jugement impitoyable était prononcé, on entreprenait des travaux et des expériences qui, par une bizarre ironie, devaient aboutir à la réhabilitation d'une opération injustement frappée d'ostracisme et justifier enfin les vœux prophétiques qu'exprimait Tarral. Voici ce qu'il écrivait en 1820, avec une foi robuste :

« ... Il existe actuellement à peine quelques partisans de cette opération en Allemagne, en Angleterre ou en France. MM. Roux et Dupuytren et d'autres qui l'avaient accueillie favorablement à cause de l'heureuse terminaison de la tentative faite à Paris, y renoncent maintenant. Mais est-ce là une raison pour abandonner à jamais cette opération ? L'histoire de la chirurgie nous fournit l'exemple d'opérations abandonnées pendant longtemps à cause de leur gravité ; mais qui, employées de nouveau avec quelques modifications heureuses occupent leur place dans l'art de guérir. L'ablation de l'utérus est-elle destinée au même sort ? On ne peut le désirer trop ardemment, car elle a pour but de combattre un mal affreux. »

Les vœux de Tarral ont été longs à se réaliser ; l'extirpation de la matrice par la voie vaginale a néanmoins conquis le droit d'occuper en chirurgie la place légitime que cet auteur ambitionnait à juste titre pour cette opération.

Quelles sont donc les modifications heureuses qui ont permis à l'hystérectomie vaginale abandonnée pendant longtemps d'occuper une place honorable dans l'art de guérir?

Pour répondre à cette question on doit se rapporter aux causes de l'effrayante mortalité qui sévissait sur les opérées.

L'École française, comme on peut le constater dans le mémoire si souvent cité de Tarral, l'École française professait que les désastres survenus à la suite de l'extirpation de la matrice étaient dûs 1° aux *hémorragies*, 2° *à la douleur*, 3° *à l'inflammation péritonéale.*

Or, Récamier et Clément avaient déjà remédié, dans une certaine mesure, aux dangers de l'hémorragie.

L'objection tirée de l'élément douleur n'avait plus de raison d'être du jour de la découverte de l'anesthésie chirurgicale.

La dernière cause de la mortalité, l'inflammation péritonéale, restait seule menaçante.

L'on sait combien les risques de l'infection ont été considérablement diminués depuis que Lister a fait connaître sa méthode.

L'antisepsie, appliquée au traitement chirurgical des maladies de la matrice, allait permettre de réaliser non pas seulement les modifications heureuses entrevues par Tarral, mais une révolution radicale dans les résultats opératoires de l'extirpation de la matrice.

ÉPOQUE DE RENAISSANCE

Il suffit simplement de signaler le travail de Coudereau (1874-1875), qui pratiqua quinze fois l'opération sur le cadavre. Cet auteur préconisa la bascule de l'utérus en avant à l'aide de pinces de Museux, dont les griffes furent implantées dans la paroi antérieure, aussi près que possible du fond de l'organe.

Une des premières tentatives qu'il faut mentionner est celle de Hennig (de Leipzig), qui enleva, en 1876, la matrice, en suivant, il est vrai, les errements de Sauter, c'est-à-dire en ne s'occupant pas de l'hémostase. L'opérée ne perdit pas de sang.

Cette tentative isolée n'eut, il faut l'avouer, aucun retentissement.

De 1878 à 1882, l'opération fut pratiquée en Allemagne suivant les principes de la méthode antiseptique.

Czerny réclama pour lui la gloire d'avoir ressuscité et modernisé l'extirpation de l'utérus par la voie vaginale. De l'avis de Sänger, Czerny (¹) fut en effet, le premier qui ait tenté à nouveau l'opération de Sauter, mais il ajouta qu'il ne fallait pas oublier de citer, à côté du nom de Czerny, ceux de Billroth (²), de Schrœder, de A. Martin et d'Olshausen.

Durant les premières années de cette renaissance, l'hystérectomie vaginale fut appliquée exclusivement à la cure du cancer.

Ce n'est guère qu'en 1882 que les premières tentatives d'hystérectomie vaginale furent faites en France.

Demons, dans la séance du 12 juin 1883, donna lecture d'un travail sur l'extirpation totale de l'utérus. Ce mémoire parut dans les Archives générales de médecine (³), en septembre 1883. Il y est dit que la première opération fut faite le 9 décembre 1884.

Péan (⁴) déposa sur le bureau de l'Académie de médecine, dans la séance du 10 juillet 1883, une brochure sur l'intervention chirurgicale dans les petites tumeurs de l'ovaire et de

(¹) Wien. med. Woch, 1879, nᵒˢ 45-49.

(²) Wölfler. Berliner, *Chirurgen-Congress*, 1880.

(³) Demons, *Arch. générales de médecine*, sept. 1883, vol. II p. 257.

(⁴) *Bull. de l'Académie de médecine*, 1883, p. 768. Ce travail se trouve reproduit dans les leçons de clinique chirurgicale, Péan, 1886.

l'utérus. Péan reporte la date de ses deux premières opérations à l'année 1882 et, d'après Gomet ([1]), ce serait le 25 octobre 1882 que Péan aurait exécuté sa première hystérectomie.

Les deux opérateurs français ont agi isolément et la tentative de l'un n'a pas eu pour résultat de provoquer la première opération pratiquée par l'autre chirurgien.

Sans aucun doute le travail de M. Demons attira vivement l'attention des opérateurs français et contribua dans une large mesure, à acclimater l'hystérectomie dans notre pays, d'autant plus que la thèse de Doche ([2]), fit connaître les résultats obtenus par l'éminent et sympathique chirurgien de Bordeaux et par Dudon.

Bœckel (1884), communiqua à la Société de Chirurgie de Paris un cas d'extirpation de la matrice. Bientôt MM. Tillaux, Terrier, Gillette, Le Dentu et plus tard Richelot pratiquèrent l'hystérectomie vaginale.

Quelques revendications de priorité.

Des débats confus, des revendications peu légitimes et dans tous les cas injustifiées ont, depuis quelques années, défrayé la presse médicale. On a fait appel dans les débats à des témoignages personnels qui, si impartiaux et si décisifs qu'ils fussent, ne pouvaient être invoqués en l'espèce. Les questions de priorité ne doivent être jugées que sur des pièces publiques et authentiques. La critique historique réclame impérieusement la date non pas de la première opération, mais celle de la publication qui seule fixe les droits incontestables de priorité. En outre, n'est-il pas juste de tenir compte, pour la saine appréciation du droit de priorité, non

([1]) Gomet. *De l'hystérectomie vaginale en France.* Thèse, Paris, 1886, p. 34.
([2]) Doche. *Thèse doctorat,* Bordeaux, 1884.

seulement du nombre des faits publiés et de la multiplicité des communications sur une même question, mais surtout des commentaires qui ont accompagné ces publications et qui ont été destinés à mettre en lumière le côté nouveau, intéressant, original sur lequel l'auteur désire appeler particulièrement l'attention ? La publication d'un fait isolé, perdu au milieu de cent autres disparates, exécuté sans idée directrice apparente, imprimé sèchement sans aucune réflexion suggestive, ne peut guère être opposée à la large publicité donnée à une méthode nouvelle que l'on soumet à l'appréciation et au jugement du public médical.

QUESTION DE L'HÉMOSTASE ET DES PINCES

Richelot [1] revendique ses droits de la façon suivante : « mes droits de priorité se réduisent à la formule suivante : emploi systématique des pinces à demeure et suppression de toute ligature, non pas à titre d'expédient et dans les cas difficiles, mais toujours et comme procédé d'élection ».

Péan réclame pour lui l'honneur d'avoir appliqué le premier la forcipressure préventive et définitive des ligaments larges, dans l'hystérectomie vaginale.

Il est bon de rappeler tout d'abord la proposition de Récamier qui voulait « embrasser le ligament coupé avec une lame de plomb recourbée comme une pince qu'il aurait serrée et laissée en place » [voir page 19].

Zweifel, dans un article paru en 1896 [2], dit qu'il avait fait fabriquer des clamps pour les ligaments dès l'année 1880. Ces pinces devaient rester en place jusqu'à ce que les pédicules se fussent détachés spontanément. Il s'en était servi une fois.

[1] Richelot. *L'hystérectomie vaginale.* Paris, 1894, p. 316.
[2] Zweifel. Centr. f. gyn., 19 sept. 1896.

Freund, au dire de Landau (¹), est le *Père* de la forcipressure appliquée à l'ablation de l'utérus. Il est bon de faire remarquer que dans le travail auquel il est fait allusion et qui a été publié en 1881, Freund (²), s'était borné à exposer des considérations théoriques. Il avait appliqué des pinces au cours d'exercices d'amphithéâtre sur des cadavres, lorsqu'il étudiait les manœuvres nécessaires pour pratiquer l'hystérectomie totale par la voie abdomino-vaginale. Il ajoutait : « l'idée d'employer aussi les compresseurs dans l'extirpation totale de l'utérus par le vagin s'imposait. Néanmoins, je ne l'ai pas encore essayé, attendu que, en dehors de certains cas rares où la procidence de l'utérus carcinomateux existe déjà ou va se produire, je considère la méthode comme non recommandable ».

Il est, je pense, exagéré d'attribuer à Freund la paternité de la forcipressure, titre qui est réclamé par Landau, en faveur du gynécologiste de Strasbourg.

De son côté Spencer Wells (³) écrivait en 1882 : « Je crois fort probable que l'opération serait très simplifiée si l'on procédait ainsi : attirer l'utérus en bas ; séparer les points d'attache du vagin, le plus près possible de l'utérus ou dans les points exacts où se réfléchit le péritoine sur ses parois, saisir tous les vaisseaux saignants aussitôt qu'ils sont divisés avec des pinces à pression, ne pas se servir de ligatures, mais laisser les pinces pendre hors du vagin pendant deux ou trois jours jusqu'à ce que tout danger d'hémorragie ait cessé. »

Bœckel (⁴), en 1884, met une ligature sur le ligament

(¹) *Die vaginale radical operation.* Berlin, 1896.

(²) *Zeitsch. fur gebur. und gyn.*, Bd 6, 1881, p. 358 et 373.

(³) *Ovarian and uterine tumours*, London, 1882, p. 526 ; traduction in Traité de gynécologie, Pozzi, 3ᵉ édition, p. 436, en note.

(⁴) *Bulletins et Mémoires de la Soc. de Chirurgie*, 1884, p. 448.

large droit et place une pince en dedans, et sectionne le
ligament entre la pince et la ligature. De plus, après avoir
extirpé l'utérus, il poursuit la dissection d'un ganglion et ouvre
à l'improviste des vaisseaux « j'applique deux longues pinces
hémostatiques un peu au hasard et ne pouvant, vu la profondeur de la plaie, les remplacer par des ligatures, les
laisse en place ».

A la séance du 4 novembre 1885 ([1]), M. le professeur Le
Dentu déclare qu'il se sert de grandes pinces à mors longs de

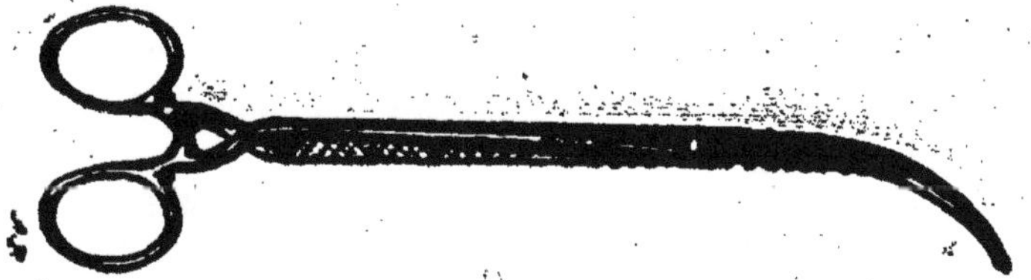

FIGURE 1. — Pince de Le Dentu, fabriquée par la maison Collin.

O centimètres environ, courbé sur le plat pour faire l'hémostase. Celle-ci est assurée d'abord à l'aide de ligatures.
M. Le Dentu, qui n'a jamais revendiqué la priorité du pincement préventif et définitif, avait, de parti pris, placé de
longues pinces, construites à cet usage, sur les ligaments
larges. Voici, du reste, comment s'exprime M. Le Dentu : « J'ai
placé d'abord une de ces pinces au voisinage immédiat de
l'utérus, puis une seconde immédiatement en dehors de la
première, et j'ai coupé entre les deux avec des ciseaux. De
cette façon j'ai évité l'hémorrhagie qui aurait pu provenir
des vaisseaux utérins et j'ai protégé ma ligne de sutures, pas
assez cependant pour éviter la section d'une des anses, ce qui
m'a déterminé à laisser la pince à demeure pendant vingt-
quatre heures ».

([1]) *Bulletins et Mémoires de la Société de Chirurgie*, 1885, p. 738.

M. Richelot, à la séance du 18 novembre 1885, s'exprime dans les termes suivants (¹) à la Société de Chirurgie :

« Tout se résume donc à trouver un moyen qui atteigne un double but, 1° assurer l'hémostase, 2° abréger la durée de l'opération.

Or ce moyen existe, il est entre nos mains, MM. Trélat (²) *et Le Dentu l'ont utilisé,* mais seulement à titre auxiliaire : je veux parler des pinces longues qu'ils nous conseillent de placer temporairement sur le ligament large avant de le couper, parce que ces pinces étreignant les deux ligaments larges pendant vingt-quatre heures, nous dispenseront des ligatures et remplaceront parfaitement le double indication que je vous ai signalée ».

Cette proposition était toute théorique. M. Richelot n'avait pas encore pratiqué sa première hystérectomie à la date du 18 novembre 1885.

L'occasion d'exécuter cette opération (³) se présenta plus tard, M. Richelot ne dit pas les raisons qui l'ont empêché de mettre en pratique la proposition qu'il avait faite quelque temps auparavant. Bref, il plaça non des pinces mais des ligatures. Sa malade succomba. Il émit à nouveau l'idée de faire le pincement définitif des artères qui se rendent à l'utérus (26 février 1886).

Jennings, élève de Spencer Wells, a l'occasion (⁴) de mettre à exécution les idées de son maître et de laisser les pinces à demeure. L'observation a été publiée en mars 1886. Il s'agit d'une forcipressure faite par nécessité.

(1) *Bull. et Mém. de la Soc. de Chirurgie,* 1885, p. 149.

(2) C'est par erreur, je crois, que M. Richelot parle du pincement préventif et définitif par Trélat qui ne laissa — d'après son élève Comet — des pinces à demeure que lors de sa deuxième opération (26 mai 1886) publiée par Comet (30 juillet 1886).

(3) *Union Médicale,* 26 février 1886, p. 238.

(4) The Lancet, 1886. Vol I, mars 1886, p. 632 et 825.

Le 13 mai 1880, Péan ([1]) dit, à propos de l'ablation des tumeurs fibreuses par la voie vaginale :

« Si nous craignons que nos pinces appliquées sur les vaisseaux n'aient pas suffisamment assuré l'hémostase sur quelques points de la loge qui contenait la tumeur, nous laissons au besoin à demeure pendant plusieurs heures quelques-unes de ces pinces, d'autant plus volontiers que nous préférons ne pas fermer complètement l'ouverture péritonéale, afin de mieux assurer l'écoulement des liquides qui pourraient y avoir pénétré ».

M. Péan, dans un travail ([2]) paru le 2 juillet 1885, dans la *Gazette des hôpitaux*, écrit à propos de l'hystérectomie vaginale :

« Il est rarement utile de faire d'autres ligatures, les principaux vaisseaux du ligament large se trouvant liés du même coup; si d'ailleurs quelque vaisseau continuait à saigner, on n'aurait qu'à laisser une pince hémostatique à demeure pendant vingt-quatre heures ».

M. Péan écrit peu de temps après :

« S'agit-il de réséquer une portion plus ou moins étendue du vagin, d'enlever l'utérus, d'exciser une tumeur plus ou moins pédiculée, développée à l'intérieur ou à l'extérieur de cet organe, de saisir l'épiploon adhérent, le pédicule d'un kyste de l'ovaire, du ligament large ou d'un autre organe pelvi-abdominal, il faut se servir de pinces à branches plus longues, plus fortes, à crémaillère longue, puissante, à mors également longs, droits ou courbes sur le plat, souvent courbes sur le côté. »

Il met des pinces à mors longs et courbes qui servent soit

([1]) *Gazette des hôpitaux*, 13 mai 1886, p. 445.

([2]) *Gazette des hôpitaux*, 2 juillet 1885, p. 603.

([3]) Péan, *Du pincement préventif et du pincement définitif des vaisseaux dans les opérations chirurgicales*, Gaz. des Hôp., 6 juillet 1886, p. 622.

à faire le pincement définitif soit à placer des ligatures perdues : « Dans l'hystérectomie nous ne laissons ces pinces en place que si l'intestin ne tend pas à faire hernie par la plaie péritonéale ou si la surface d'implantation de la tumeur utérine est large, profonde, difficile à lier... Nous n'avons jamais eu d'hémorragies primitives ou secondaires dans les nombreuses hystérectomies vaginales que nous avons faites. »

Gomet ([1]), dans sa thèse décrit le procédé d'hystérectomie de Péan :

Si le mouvement de bascule de l'utérus est impossible, s'il est difficile de lier tout ou partie des ligaments larges ou s'il le juge à propos, il laisse les pinces à pression en place de douze heures à vingt-quatre heures.

M. Richelot ([2]), passe de la théorie à la pratique et fait une communication à l'Académie de médecine le 13 juillet 1886, pour préconiser à nouveau le pincement définitif des ligaments larges dans toutes les hystérectomies vaginales. Il avait cette fois exécuté l'opération avec des pinces qu'il avait laissées en place.

Peu de temps après cette communication (30 juillet 1886), paraissait la thèse de Gomet ([3]).

On y trouve consignées les observations de Richelot. Gomet publia un cas de Péan. Ce chirurgien se décida à laisser cinq pinces à demeure, parce qu'il lui eut été difficile de les enlever en raison de la hauteur à laquelle ces instruments étaient placés. Dans cette même thèse il est dit que Trélat, le 4 mai 1886, avait laissé à demeure deux fortes pinces à pression sur les ligaments larges.

[1] Gomet, *De l'hystérectomie vaginale en France*, 1886. p. 121.

[2] Richelot. Communication à l'Académie le 13 juillet 1886, publiée dans *l'Union Médicale*, le 17 juillet 1886 et le 18 juillet 1886, p. 85 et p. 97.

[3] *De l'hystérectomie vaginale en France*, Th. Paris, 1886.

Buffet ([1]), chirurgien de l'Hôpital d'Elbeuf, dans un cas *d'ablation supra-vaginale* de l'utérus fit l'hémostase avec de longues pinces appliquées sur le corps de l'utérus. Il ne s'agissait pas, dans le cas de Buffet, d'hystérectomie totale.

Les faits du même genre pourraient être multipliés sans intérêt pour la question de priorité.

On a vu plus haut que Spencer Wells avait fait la proposition de substituer les pinces aux ligatures, avant que M. Richelot en eût parlé.

Par contre, il est réel que M. Richelot s'est attaché, dès juillet 1890, à faire exclusivement la forcipressure préventive et définitive, tandis que M. Péan, plus éclectique, laissait tantôt les pinces à demeure, tantôt remplaçait, au cours même de l'opération, les pinces par des ligatures. Il suffit de parcourir les volumes de Cliniques de Péan pour en avoir les preuves. Du reste, voici ce qu'écrivait Gomet, en juillet 1886, dans le chapitre consacré à la technique de l'hystérectomie vaginale, d'après le procédé de Péan :

« ... Les ligaments larges sont saisis avec une ou plusieurs pinces appropriées, leur ligature est faite en commençant par le supérieur ([2]).

Il coupe entre les pinces et applique deux ligatures sur chaque ligament large.

Si le mouvement de bascule de l'utérus est impossible, s'il est difficile de lier tout ou partie des ligaments larges, ou s'il le juge à propos, il laisse les pinces à pression en place de douze à trente-six heures. »

Sécheyron ([3]) confirme l'exactitude de la description de Gomet : « Le nom de Péan doit être *plutôt* rattaché au procédé dit de pincement qu'à celui dit des ligatures, bien que

---

([1]) *Gazette des Hôpitaux*, 1886, n° 116, p. 928 et 929.
([2]) Il s'agit probablement du bord supérieur.
([3]) Sécheyron, *Traité d'Hystérotomie et d'hystérectomie*, Paris, 1889, p. 531.

ce chirurgien se serve des ligatures dans des cas déterminés : utérus petit, facile à abaisser, grandes facilités de l'opération ... »

Péan, jusqu'en 1889, se servait donc tantôt des pinces et tantôt des ligatures.

Mais il faut reconnaître qu'à partir du moment où ce chirurgien appliqua l'hystérectomie aux lésions annexielles, il se servit plus souvent qu'autrefois de pinces, par la raison que l'opération n'était pas généralement aisée et que l'utérus ne se laissait pas amener facilement au dehors.

Richelot se cantonna dans l'application systématique des pinces à demeure, même quand il eut été facile de mettre des ligatures.

L'avenir dira si cette pratique n'est pas à l'abri de tout reproche et si elle est supérieure à celle qui fut préconisée tout d'abord par Péan.

REVENDICATION DE LANDAU (DE BERLIN)

Landau ([1]) eut le mérite d'appliquer le premier en Allemagne la méthode de Péan. Il a précisé quelques modifications intéressantes et attiré l'attention sur certains points spéciaux. Voici comment la pratique de Landau peut se résumer :

Diagnostic rigoureux ; emploi de la ponction exploratrice dans le but de déterminer la nature de la collection. Méthode de traitement variable suivant les cas : incision abdominale ou vaginale ; extirpation abdominale ou vaginale des annexes malades, s'il s'agit d'affections unilatérales. Quand les lésions

([1]) On verra plus loin que Müller (de Berne), fut le premier chirurgien étranger qui appliqua les grandes pinces sur les ligaments larges, au cours des hystérectomies vaginales pour cancer. Dès le commencement de l'année 1887, il avait déjà publié quatre cas d'ablation d'utérus suivant la méthode française.

sont bilatérales, il faut enlever les annexes et l'utérus par le vagin dans la très grande majorité des cas, et au besoin en recourant à l'incision abdominale.

Il insiste sur ce fait que la libération et la pédiculisation de toutes les parties entrent en première ligne dans ses manœuvres et dans ses préoccupations; la question de l'hémostase ne vient qu'après.

L'hémostase préventive dans le sens que lui donne Péan, n'est pour Landau qu'un expédient, utile à employer en cas de nécessité. Tandis que pour Péan l'hémostase est, en quelque sorte, le principe directeur de toute l'opération, au contraire pour Landau, l'hémostase constitue simplement l'acte terminal de l'hystérectomie.

En somme, Landau pratique la section médiane antéro-postérieure totale et pratique l'hémostase après l'extériorisation de l'utérus et des annexes, comme le font Quenu, Doyen, etc. Quant à vouloir, dans tous les cas, tout enlever (utérus, annexes, poches suppurées, etc.), c'est — je crois — courir au devant de grands dangers et se heurter à des impossibilités. Le triomphe de l'opération de Péan, c'est justement la castration purement utérine, dans les cas où l'on ne peut enlever toutes les lésions ni par la voie abdominale ni par la voie vaginale.

Sans doute, l'ablation seule de l'utérus ne réalise pas l'idéal que l'on doit poursuivre quand on pratique l'opération par la voie vaginale. On doit chercher à exécuter une castration totale. Mais celle-ci n'est pas toujours réalisable et l'expérience prouve que parfois l'hystérectomie vaginale est suffisante.

REVENDICATION DE LÉOPOLD (DE DRESDE)

En 1895, Léopold (¹) réclame la priorité de l'opération dite

(¹) Léopold, *Geburtshülfe und gynäkologie Leipzig*, 1895, p. 290.

de Péan, et reproche à Landau d'avoir essayé, par ses publications, de l'en déposséder en faveur du chirurgien de Paris. •

Léopold appuie ses revendications de la façon suivante :

Il renvoie (¹) à un travail paru dans les *Arch. f. gyn.* Bd. 30, et fait remarquer que le *9 février 1885* il avait enlevé par le vagin l'utérus d'une malade qui avait déjà subi la castration bilatérale des annexes par la voie abdominale. Des douleurs consécutives à cette première opération et localisées au moignon utérin ayant fait leur apparition, Léopold supprima la matrice par la voie vaginale.

Le deuxième cas de Léopold est du *13 janvier 1886.* Il s'agit d'une femme qui avait des douleurs dues à une salpingite et à une ovarite chroniques. Le gynécologiste de Dresde enleva les annexes et l'utérus par le vagin.

Aux dates précédentes : 9 février 1885 et 13 janvier 1886. Léopold oppose les dates suivantes des premières opérations de Péan, 10 février 1885, 16 février 1886, et 12 décembre 1887. Il met en caractères apparents la date de son opération pour extirpation totale des annexes et de l'utérus : *13 janvier 1886,* et signale aussi de la même façon la date de l'opération de Péan pour extirpation totale utéro-annexielle : *12 décembre 1887.*

Léopold reproche à Landau de n'avoir pas pris la peine de consulter le texte du travail qu'il a fait paraître (*Arch. f. Gyn.*, Bd. 30), et de s'être contenté d'en lire le titre. Le gynécologiste de Dresde conclut en montrant que le traitement des lésions annexielles par l'extirpation vaginale est d'origine allemande, comme, du reste, l'hystérectomie vaginale pour cancer, et que son nom doit être rangé à côté de

(¹) *Achtundmrzeg Totalextirpation des uterus wegen Carcinom, totalprolaps, und schwerer neurosen erch. f. gyn.* 1887, Heft III, 401-443, p, p. 423 : 2 *totalextirpationem im Anschluos an Castration wegen Schwerer Neurosen.*

ceux de Czerny, Billroth, Schede, et Schrœder, dans l'histoire de l'extirpation de la matrice par le vagin.

Landau (¹) ne reste pas sous le coup des accusations et des reproches de Léopold. Il montre que l'hystérectomie vaginale a été appliquée par le gynécologiste de Dresde, non pour remédier à des inflammations annexielles, mais pour combattre des névroses graves. Les indications de l'opération de Péan diffèrent totalement de celles qui ont présidé aux interventions pratiquées par Léopold. Bref, Landau, après avoir longuement discuté les textes, ne peut admettre les revendications de son collègue et refuse de reconnaître ses titres de priorité.

Je crois qu'il sera facile de convaincre Léopold du peu de fondement de ses réclamations. Il suffit de mettre sous ses yeux la date de sa *première publication :* 1887, et à côté la date du travail de Péan, 1886.

En effet, Léopold a fait paraître son article dans les *Arch. f. gyn.,* 1887, heft. III, p. 401-443, tandis que Péan a publié sa leçon sur l'*Indication de la castration utérine et de la castration ovarienne,* dans la *Gazette des hôpitaux,* le 14 décembre 1886, p. 1170, c'est-à-dire bien avant le travail de Léopold.

Que l'opération du gynécologiste des bords de l'Elbe ait été faite quelques jours avant celle de Péan, le fait n'a aucune importance. Seule la date de publication doit être prise en considération et permet de trancher le différend.

En outre, que l'on veuille bien lire le texte de cette leçon du chirurgien de Saint-Louis, texte que nous publions plus loin, page 51. L'on verra que les termes du problème étaient posés en 1886; que les indications de l'ablation de l'utérus et des annexes par la voie vaginale étaient esquissées d'une façon nette et que Péan avait déjà enlevé avec succès

---

(¹) *Die vaginal radical opération.* Berlin, 1896, p. 16.

l'utérus pour remédier à des névralgies utéro-ovariennes. Il avait même déclaré que, par la brèche vaginale consécutive à l'hystérectomie, il était possible d'explorer le petit bassin, de constater la présence d'une petite tumeur méconnue (tumeurs solides et liquides, kystes sanguins, purulents, fœtaux) avant l'opération et de l'enlever immédiatement par la voie vaginale

Ce texte, que Léopold ne connait probablement pas, ne lui permettra pas, je crois, de maintenir ses revendications.

REVENDICATION AU SUJET DE L'INCISION EXPLORATRICE DU CUL-DE-SAC POSTÉRIEUR

Jusqu'au Congrès international de Genève, on croyait généralement que l'élytrotomie postérieure exploratrice, indiquée immédiatement avant l'ablation de l'utérus, avait été tout d'abord préconisée par Segond. Pour ma part, je l'ai dit au Congrès et j'ai ajouté qu'à la même époque que Segond, Byford faisait la recommandation d'explorer les annexes par le cul-de-sac postérieur.

Lors des premières discussions qui eurent lieu sur la castration utérine à la Société de Chirurgie, on admettait que, avec le manuel opératoire proposé par Segond, l'utérus était sacrifié d'emblée, avant que l'on eut le temps de reconnaître l'erreur de diagnostic. Cet argument était resté sans réplique et M. Segond avait reconnu implicitement la gravité et la légitimité de cet argument. A propos de la communication de M. Nélaton, M. Paul Segond signala (¹) les avantages de l'exploration par le cul-de-sac postérieur. Il insista (²) sur l'incision du cul-de-sac postérieur qui peut être dans certains cas

(¹) *Bull. et mém. de la Soc. chirur.*, 1892, p. 58.

(²) *Congrès périodique international de gynécologie de Bruxelles*, 1892, Bruxelles, 1894, p. 11.

utilement exploratrice et qui permet, après avoir commencé une hystérectomie, de pouvoir s'arrêter à temps.

Baudron (1) précisa et fit remarquer que son maître Segond, avait, pour la première fois, pratiqué cette incision exploratrice le 20 mars 1891, c'est-à-dire avant la communication de Nélaton à la Société de Chirurgie.

On était autorisé à croire que c'était à Segond que l'on devait ce perfectionnement, et j'avoue être resté dans cette erreur jusqu'au Congrès de Genève.

Mais les textes sont décisifs :

Dans les *Cliniques chirurgicales* (2) de Péan, publiées *en 1888*, on peut lire l'observation suivante d'une malade opérée le 6 juillet 1886 :

« Nous nous décidons à faire du côté du cul-de-sac vagino-péritonéal postérieur une exploration pour rechercher quelle est la nature de la tumeur accolée à l'utérus, pour l'enlever au besoin, puis à faire la section bilatérale du col et du corps de l'utérus, afin de voir si l'intérieur de cet organe est ou non le siège de l'épithélioma. »

Dans le *Traité d'hystérotomie et d'hystérectomie* de Secheyron on lit une mention de cette exploration par le cul-de-sac postérieur.

Péan, en 1890, dans ses *Leçons cliniques* (3) revient encore sur ce sujet.

On le voit donc, l'incision exploratrice du cul-de-sac postérieur n'était pas inconnue, et Péan en avait fait usage avant Segond.

(1) *De l'hystérectomie vaginale*. Paris, 1894, p. 57.

(2) *Cliniques chirurgicales de l'hôpital Saint-Louis*, 1888, p. 1371, obs. 906.

(3) PÉAN, *Cliniques chirurgicales*, 1890, p. 1166 (Obs. 925), malade opérée le 11 février 1887. « Pour compléter le diagnostic, nous disséquons le col circulairement et nous ouvrons au fond du vagin le cul-de-sac postérieur du péritoine, afin d'y introduire le doigt et d'explorer l'état de l'utérus et des annexes. » Dans l'observation 921, Péan fait la même exploration.

Il était nécessaire de mettre ce fait en relief, parce que la technique de l'hystérectomie vaginale, telle qu'elle avait été tout d'abord décrite par Péan et par Segond, compromettait d'emblée l'utérus et qu'il était trop tard pour s'arrêter, si une erreur de diagnostic était reconnue, avant l'extirpation totale.

La colpotomie et surtout la colpo-cœliotomie ont permis de parfaire le diagnostic et d'arrêter à temps l'opération.

Le traitement des affections des annexes par la voie vaginale a bénéficié de ce perfectionnement adopté dans la technique opératoire. Grâce à ces modifications, les chirurgiens ont pu faire des opérations conservatrices.

REVENDICATION DE DOYEN

Au Congrès français de Chirurgie, Doyen déclare à la séance du 1er avril 1891 qu'il (1) a pratiqué, de propos délibéré, *depuis 1887*, tantôt l'hystérectomie vaginale, tantôt la laparotomie pour des lésions diverses. Un peu plus loin (2) il ajoute qu'il a exécuté l'hystérectomie vaginale vingt fois pour les cas les plus variés : ovarites et salpingites catarrhales ou purulentes, rétroversions douloureuses, métrites hémorragiques ou douloureuses avec lésions des annexes, fibromes compliqués de salpingo-ovarite et de pelvi-péritonite. Il veut ainsi prendre date avant Segond.

Au Congrès international de Gynécologie de Bruxelles (3) il précise davantage et fixe la date du *3 décembre 1887* comme étant celle où il a pratiqué, de propos délibéré, sa première ablation d'annexes pour une métrite purulente compliquée

(1) *Congrès français de chirurgie*, Paris, 1891, p. 231.

(2) *Congrès français de chirurgie*, Paris, 1891, p. 236.

(3) *Congrès périodique international de gynécologie et d'obstétrique tenu à Bruxelles en 1892*. Bruxelles, 1894, p. 181.

de double ovaro-salpingite suppurée. Si Doyen fixe cette date c'est qu'il tient à protester contre le rapport de Segond, qui a omis de citer ses observations.

Quelques pages auparavant ([1]) dans l'historique qu'il fait de la question, Doyen arrive à montrer que Péan opéra le *12 décembre 1887* un cas d'endométrite compliquée de salpingite, de pelvi-péritonite et de kystes suppurés des deux ovaires.

Par le seul fait du rapprochement de ces deux dates, la question de priorité semblait se poser naturellement. C'est ainsi que Segond paraît l'avoir compris au Congrès, quand il revendiqua la priorité en faveur de Péan. On peut lire en note ([2]), cette phrase de Segond : « On doit donc féliciter M. Doyen de son heureuse initiative ; mais il est évident que l'extrait de baptême de l'opération de Péan ne doit subir de ce chef aucune espèce de rectification. Que Doyen ait pratiqué la première hystérectomie pour guérir une suppuration pelvienne, ce n'est que justice de le retenir, mais pour avoir un droit de paternité quelconque sur la méthode il aurait dû la revendiquer avant les premières communications de Péan et c'est précisément ce qu'il a négligé de faire. »

En réalité, Doyen n'avait pas soulevé, à proprement parler, la question de priorité au Congrès de Bruxelles. Il avait fait connaître la date précise de sa première opération. Segond ouvrit la discussion et reprocha à Doyen de réclamer trop tard une priorité qui appartenait à Péan. Doyen affirme qu'il croyait que les premières opérations de Péan étaient antérieures à 1887.

Doyen ([3]) déclare qu'au Congrès de Bruxelles il ignorait la

([1]) *Congrès périodique international de gynécologie.* Bruxelles, 1891, p. 180.
([2]) *Congrès, etc.* Bruxelles, 1891, p. 47.
([3]) Doyen, Tirage à part des *Archives provinciales de chirurgie*, 10 octobre 1896, p. 6 et p. 7.

date de la première opération de Péan pour suppuration pelvienne et qu'il ne songeait aucunement à réclamer la priorité et il ajoute « Segond nous apprit, en comparant les dates, jusqu'alors ignorées de tous, excepté de lui et de Péan, qu'en outre la priorité de l'opération nous appartenait sans conteste. »

Sécheyron (¹) avait publié, il est vrai, une observation de Péan ainsi intitulée : *Endométrite, Salpingite, Kystes suppurés des deux ovaires, Pelvi-péritonite, Hystérectomie vaginale,* le 12 décembre 1887.

Mais dans cette observation publiée par Sécheyron, à la fin de son ouvrage, il n'est pas dit qu'il s'agissait de la première opération de Péan. Doyen, encore tout jeune chirurgien, pouvait croire qu'il y avait d'autres observations de Péan, antérieures à celle-là et encore inédites.

Sur quels documents les partisans de Doyen peuvent-ils s'appuyer pour revendiquer la priorité en sa faveur ?

Tout d'abord, la base de ces revendications se trouve dans une observation écourtée qui a été publiée par Sécheyron (²) et qui a paru en 1889. Voici ce que l'on peut lire, en note, au bas de la page 601 de l'ouvrage de Sécheyron :

« Notre excellent ami, Doyen, de Reims, nous communique l'observation suivante:

Un cas d'hystérectomie vaginale pour métrite chronique ; guérison. Les deux ovaires, gros comme une mandarine et purulents, furent enlevés au cours de l'opération. »

On remarquera que cette observation a été publiée sans que la date de l'opération fut indiquée. Il est, en outre, regrettable que Sécheyron n'ait pas publié *in-extenso* l'observation que Doyen dit lui avoir adressée.

(1) Sécheyron. *Traité d'hystérectomie et d'hystérotomie.* Paris, 1889, p. 783.

(2) *Traité d'hystérectomie et d'hystérotomie,* Paris 1889, p. 601.

En second lieu, Doyen, pour appuyer ses affirmations fait appel aux témoignages de médecins fort honorables et nous donne sa propre parole.

Mais de pareilles preuves ne peuvent être admises, dans des questions de ce genre. La priorité doit être jugée sur des pièces écrites et publiées à des dates que l'on peut contrôler.

La priorité d'une opération — il faut le répéter — ne peut être décernée à celui qui certifie l'avoir pratiquée pour la première fois à une date déterminée. Elle appartient à celui qui, après avoir exécuté l'intervention, la publie le premier.

Si on parcourt les *Comptes-rendus de la Société médicale de Reims,* on ne trouve aucune trace de cette opération faite le 3 décembre 1887. Mes recherches bibliographiques ne m'ont pas permis de découvrir ni une présentation, ni un travail de Doyen permettant de fixer, par des documents authentiques, la date de cette première opération.

Il me parait certain que pour vider la question de priorité, cette date du 3 décembre 1887 (opération de Doyen) ne peut être opposée à la première opération de Péan (12 décembre 1887), parce que Doyen a attendu deux ans après la publication de Sécheyron pour indiquer que sa première opération avait été faite en 1887. Ce n'est en réalité qu'en 1892, (c'est-à-dire trois ans après l'apparition de l'ouvrage de Sécheyron) que le chirurgien de Reims donne la date exacte de sa première castration totale : 3 décembre 1887.

Doyen, pour démontrer ses droits de priorité, produit une preuve indirecte. Il avance que son procédé d'hystérectomie par fente médiane de la paroi antérieure date de 1887.

Doyen, au Congrès de Bruxelles (¹) en 1892, déclare que « *son procédé d'hystérectomie par section médiane a été*

(¹) *Congrès périodique international de gynécologie et d'obstétrique, 1892, Bruxelles, 1894, p. 432.*

communiqué à la Société médicale de Reims (19 octobre 1887) et au cinquième Congrès français de chirurgie 1891. »

Il ajoute ([1]), en 1890, que son procédé d'hémisection médiane antérieure fut employé pour la première fois, dans un cas de fibrome, le 17 mai 1887 et le 3 décembre 1887 dans son premier cas d'hystérectomie pour lésions suppurées des annexes. « Cette première opération (nous l'avons répété dix-huit fois dans divers cas de lésions annexielles inflammatoires, en avril 1891, lors de notre communication au congrès de Paris) atteste donc à la fois :

» 1° Notre priorité de date...

» 2° L'originalité de notre procédé opératoire. »

Et il a soin de dire que, le 17 mai 1887, il a employé d'emblée non pas le procédé de Müller, mais son procédé de morcellement, c'est-à-dire son procédé personnel et original.

« Les figures 42 et 43 de notre mémoire de 1893 (p. 107) où l'on peut voir les trois premiers utérus que nous avons extirpés, les deux premiers cancers du corps, le 12 février 1887, et cancer du col, 19 mars 1887, d'une seule pièce, et, le troisième, fibrômes interstitiels, le 17 mai 1887, par notre méthode de morcellement témoignent que nous avons employé d'emblée, non pas le procédé de Muller, mais bien un procédé personnel et original et que nous avons imaginé, à cette époque, la section longitudinale simple ou en V de la paroi utérine antérieure. »

Il était indiqué de recourir aux sources authentiques, c'est-à-dire aux *Bulletins de la Société médicale de Reims*, où Doyen a présenté ses pinces, ses pièces anatomiques et ses observations,

Les deux premières observations d'hystérectomie qui ne sont pas en cause ici ont été lues à la Société médicale de

([1]) Tirage à part des *Archives provinciales de chirurgie*, p. 7, 8, 50.

Reims, le 4 mai 1887, et publiées (¹) dans le numéro du 8 août 1887 de l'*Union médicale et scientifique du Nord-Est*. Les pinces de Richelot sont mises à demeure sur les ligaments larges et l'utérus détaché, dans le premier cas. Doyen fait la description des nouvelles pinces construites chez Collin. La deuxième opération est pratiquée par le même procédé et Doyen ajoute : Grâce à l'emploi des pinces de Richelot, on n'est plus obligé de renverser l'utérus, ce qui permet d'aller aussi profondément que l'on veut et d'opérer les utérus qui sont immobilisés dans le bassin.

Ce *modus faciendi* ne diffère guère de celui qui était de pratique courante à Paris.

Quant à la troisième observation, celle qui fut pratiquée pour fibrome interstitiel le 17 mai 1887, suivant la méthode originale et nouvelle de Doyen, j'ai cru en trouver trace dans l'*Union médicale et scientifique du Nord-Est* (²).

Société médicale de Reims (Séance du 19 Octobre 1887.)

Polype intra-utérin. — M. Doyen présenta de nombreux fragments d'un polype intra-utérin, extraits de la matrice d'une femme âgée de quarante-neuf ans. Le fond de l'utérus montait à quatre travers de doigt au-dessus de l'ombilic; le col était entr'ouvert sur une étendue d'environ quatre centimètres.

Hystérectomie vaginale. — On coupa l'utérus en deux parties, après avoir incisé la muqueuse sur le corps fibreux, on pratiqua l'ablation successive de seize fragments volumineux avec l'aide de pinces diverses et de ciseaux ; il restait une masse plus grosse que la tête d'un fœtus insérée sur la partie antérieure du corps utérin ; on la décolla avec les

(¹) *L'Union médicale et scientifique du Nord-Est*, 8 août 1887, p. 218.
(²) *Union médicale et scientifique du Nord-Est*, 1887, p. 321.

doigts, puis on la détacha de la même manière que les morceaux précédents. Pansement antiseptique et administration d'ergotine. Au bout de cinq à six jours, l'état est très satisfaisant.

Doyen conclut en disant qu'il ne faut pas attendre l'époque de la ménopause pour enlever les corps fibreux ; lorsque ceux-ci sont la cause des douleurs vives et d'hémorragies fréquentes, l'intervention chirurgicale est indiquée.

Il faut avouer que la description est un peu obscure. Cependant il est dit que l'*utérus fut coupé en deux parties*, ce qui ressemblerait plus à l'opération de Müller ou à celle de Péan qu'à l'opération originale de Doyen (fente médiane de la paroi antérieure).

Doyen ([1]) écrit : La pièce, celle qui est représentée page 107, fig. 43, dans ma brochure de 1893, démontre que j'ai pratiqué la section antéro-postérieure totale du col, puis la section antéro-postérieure de la paroi antérieure *seule* du corps de l'utérus. »

La photographie de la pièce est ancienne, dit Doyen. Mais ce n'est pas une preuve de publication antérieure. Aucun texte ne prouve qu'il s'agit de l'hystérectomie présentée à la Société médicale de Reims le 19 octobre 1887. La description du procédé original de l'hémisection ne résulte pas du texte officiel de la communication de Doyen publié le 19 octobre 1887, et le travail auquel le chirurgien de Reims renvoie le lecteur n'a vu le jour qu'en 1893.

Un autre document doit être invoqué, puisqu'il est signalé par Doyen lui-même à l'appui de ses affirmations : c'est sa communication au Congrès français de Chirurgie, en 1891, où

([1]) *Traitement des suppurations pelviennes. Tirage à part des Archives provinciales de chirurgie*, 1896, p. 50.

seul avec Péan et Segond il préconisa l'hystérectomie pour lésions annexielles.

Or, voici ce qu'écrivait Doyen ([1]) :

« L'hystérectomie vaginale nous a donné les meilleurs résultats, nous l'avons pratiquée vingt fois pour les cas les plus variés : ovarites et salpingites catarrhales ou purulentes, rétroversions douloureuses, métrites hémorragiques ou douloureuses avec lésion des annexes, fibromes compliqués de salpingo-ovarite et de pelvi-péritonite.

... Malgré les avantages de notre procédé opératoire qui consiste à saisir le col latéralement, avec deux pinces à griffes, et à sectionner l'utérus de bas en haut et d'avant en arrière pour en attirer progressivement en dehors les deux moitiés entr'ouvertes, les adhérences des annexes très haut situées se sont montrées parfois si résistantes que leur extirpation n'eût pas été possible sans une aggravation notable du pronostic. »

Sauf erreur ([2]), de ma part, c'est l'opération dite à tort de Müller, c'est-à-dire la section médiane antéro-postérieure de la matrice, telle que la pratique maintenant Quenu.

([1]) *Congrès français de Chirurgie*, 1891, p. 236.

([2]) Doyen, interrogé par moi sur les contradictions que j'ai relevées, m'a répondu : 1° Que son observation du 3 décembre 1887 avait été envoyée à Sécheyron, *in-extenso*, avec la date, en même temps que les hystérectomies pour cancer, consignées dans le livre de Sécheyron ; 2° Que la rédaction de la note de l'*Union médicale du Nord-est* est sans valeur. C'est ainsi que l'opération de polype utérin, faite le 17 mai 1887 et qui se rapporte à une dame G... (de Saint-Tembourg, Ardennes), encore vivante, n'est pas une *hystérectomie*, mais une *hystérotomie*, comme il résulte du texte même. Le Secrétaire qui rédigeait les notes sans les communiquer à l'auteur à écrit cc pour o. L'utérus n'ayant pas été enlevé, on ne pouvait couper l'utérus en deux. Cette expression « on coupa l'utérus en deux », ne pouvait se rapporter à la totalité de l'organe ; 3° que dans la note très écourtée qui a été publiée dans les Comptes rendus du Congrès de Chirurgie de 1891, il y a une omission. Au lieu de « *à sectionner l'utérus de bas en haut, et d'avant en arrière* » il faut mettre évidemment « *à sectionner la paroi antérieure de l'utérus*, etc. » Doyen prétend ne pas être responsable de l'inexactitude de ces notes écourtées et qui sont passées inaperçues à ce moment.

Ce n'est donc qu'en 1892, au Congrès international de Bruxelles, que Doyen exposa son nouveau procédé.

Si on élimine toute discussion basée sur des arguments qui n'ont aucune valeur au point de vue de la critique historique, on peut affirmer que Doyen a fourni à Sécheyron un document qui a été publié en même temps et dans le même ouvrage que les observations et les opérations plus nombreuses, et plus détaillées de Péan.

Ce document donne incontestablement à Doyen le droit de revendiquer une place honorable parmi les protagonistes de l'opération nouvelle.

Pourquoi Baudron (¹) écrit-il que le texte même de Sécheyron prouve bien d'ailleurs que Doyen fit cette première hystérectomie vaginale pour une endométrite incurable?

« Il (Doyen), ne s'était point préoccupé de l'état des annexes avant de prendre le bistouri; la métrite dont sa malade était atteinte lui semblant justifier à elle seule l'indication d'une hystérectomie, l'ablation des annexes ne fut qu'un temps secondaire. » C'est peut-être aller un peu loin dans une argumentation.

Des quelques lignes publiées par Sécheyron sur le cas de Doyen, il ne peut résulter qu'une chose, c'est que celui-ci avait enlevé l'utérus et les ovaires malades par la voie vaginale. Aucune induction ne permet légitimement d'affirmer que l'ablation des ovaires ait été secondaire. Doyen s'est ému des phrases suivantes écrites par Baudron :

« ... Le projet de pratiquer une intervention de cette nature ne peut vraiment pas naître de toutes pièces dans le cerveau d'un jeune chirurgien, si habile et si audacieux qu'il puisse être. De pareilles entreprises seraient folies si quelques

---

(¹) *De l'Hystérectomie vaginale*, etc., 1891.

documen.`ı préalables n'en venaient point légitimer la conception... »

En toute sincérité je ne crois pas que de pareils arguments soient probants. Il n'y avait peut-être pas lieu de les jeter dans la discussion, car, en somme, ce sont des hypothèses et non des faits.

Donc, à mon sens, Doyen a droit à une part contributive dans la découverte. Mais cette part est-elle comparable à celle qui est due à Péan ?

Je n'hésite pas à répondre par la négative.

Les titres de Péan sont incontestablement supérieurs et antérieurs.

Par ses communications sur le morcellement des fibromes utérins il a vivement attiré l'attention sur les avantages de la voie vaginale. En 1886, quand Vautrin écrivait sa thèse d'agrégation (¹), Péan avait déjà fait trente colpo-hystérectomies pour fibromes.

Enfin Péan ajouta, en 1886, un chapitre intéressant qu'il publia dans la *Gazette des Hôpitaux* sous le titre suivant, qui est incontestablement suggestif : *Indication de la castration utérine et de la castration ovarienne* ( ).

« ... La voie vaginale sera donc rarement préférée toutes les fois qu'il y a une tumeur manifeste dans les annexes de l'utérus. Elle conviendra cependant à celles qui sont bénignes, petites, bien circonscrites, liquides, suppurées, tuberculeuses ou non, qui feront au fond du vagin une saillie prononcée.

» Quant à celles qui ont l'utérus pour point de départ, toutes les fois qu'elles seront bien limitées, faciles à reconnaître, petites, il faudra les extraire avec ou sans l'utérus, par la voie vaginale.

(¹) *Du traitement chirurgical des myomes utérins.* Vautrin, Thèse agrég. Faculté de Médecine de Paris, 1886, p. 100.

(²) Péan, *Gazette des Hôpitaux*, 14 décembre 1886, p. 1170.

Mais quelle conduite le chirurgien devra-t-il tenir quand il se trouvera en présence de ces états morbides décrits sous le nom de névralgies utéro-ovariennes idiopathiques qui ont résisté à tous les moyens médicaux ? Faudra-t-il, comme tant de chirurgiens l'ont proposé, surtout à l'étranger, pratiquer la castration ovarienne ? Sera-t-il préférable de pratiquer la castration utérine seule ?

Chez quelques malades dont nous avons publié les observations dans ces dernières années, après avoir enlevé les deux ovaires et les deux trompes, qui toujours étaient malades, nous avons été obligé ensuite d'enlever l'utérus lui-même et la guérison des douleurs (Péan, *Gaz. hóp.* 1885, p. 1171), n'a pu être obtenue qu'à ce prix, bien qu'il soit beaucoup moins altéré, comme s'il eût été un centre d'où partaient des actions réflexes indépendantes de ceux qui siègent dans ses annexes. A plusieurs reprises nous avons suivi une méthode inverse, et chez des malades qui avaient des douleurs semblables nous avons enlevé l'utérus et laissé ses annexes : dans ce cas les résultats immédiats et consécutifs nous ont paru préférables, comme si cet organe enlevé, ses annexes tendaient à s'atrophier.....

Il peut arriver... que l'utérus enlevé permette au doigt introduit ensuite par le fond du vagin, de reconnaître une tumeur ayant pris naissance dans ses annexes et qui avait passé inaperçue parce qu'elle était petite et qu'elle avait contracté des adhérences avec un des points inaccessibles de la face interne du bassin. Nous avons trouvé dans des cas analogues de petites tumeurs solides et surtout des tumeurs liquides, en particulier des kystes sanguins, purulents, fœtaux. En pareil cas le chirurgien ne doit pas hésiter à faire disparaître le corps du délit, soit par la voie vaginale, si cela est possible, soit en faisant, séance tenante, la gastrotomie abdominale, si cette voie est indispensable pour aborder comme il convient la tumeur. Mieux vaut en effet, faire cette double opération en une séance si le chirurgien est exercé, sinon il vaudra peut-être mieux qu'il la fasse en deux séances. En résumé,... il résulte :

4° Que, pour les névralgies utéro-ovariennes, la castration de l'utérus donne habituellement des résultats meilleurs que la castration de ses annexes ; 5° que le chirurgien ne doit pas se hâter de conclure de ce qu'il ne trouve aucune tumeur reconnaissable dans cet organe ou dans ses annexes qu'il n'en reste pas à coup sûr, attendu que la voie vaginale qui lui est ouverte par l'ablation de l'utérus lui permettra souvent alors de reconnaître une tumeur qui auparavant passait inaperçue ; 6° Que dans ce cas, s'il est difficile d'enlever la tumeur par le fond du vagin, il ne doit pas hésiter à l'enlever, séance tenante, par la voie hypogastrique.

On trouvera à l'appui de ces assertions, dans nos statistiques, des faits nombreux qu'il serait trop long de reproduire ici ».

L'ouvrage de Sécheyron parut en 1889. Il est incontestable que Péan communiqua à son ancien interne un grand nombre de documents. C'est sous l'inspiration et avec les observations de son maître que Sécheyron écrivit en grande partie le chapitre de la castration utérine appliquée aux inflammations péri-utérines.

Sauf l'article de la *Gazette des hôpitaux* qui vient d'être reproduit en partie, aucun travail n'avait jamais paru sur cette question.

Péan affirma sa découverte par une série de communications très nettes, très explicites, et qui ont reçu une large publicité.

En 1890, à l'Académie [1] de médecine de Paris, il publia

[1] *Bulletin de l'Académie de médecine*, Paris, 9 juillet 1890, p. 9, T. XXIV.

un mémoire sur le traitement des suppurations d'origine utérine ayant pour siège l'utérus et ses annexes.

Au Congrès de Berlin[1], sa publication sur l'hystérectomie vaginale eut nécessairement un grand retentissement.

Il déclara que l'hystérectomie vaginale devait être préférée à la castration tubo-ovarienne dans le traitement chirurgical des névralgies et des suppurations de l'utérus et de ses annexes. La même opération méritait la préférence quand il s'agissait de fibrome du corps de l'utérus dont le volume ne dépassait pas la tête d'un fœtus à terme.

Il fit paraître une leçon — la même année — dans le *Bulletin médical*[2].

Enfin quand M. Segond, le vulgarisateur de la méthode, entreprit, avec l'énergie que l'on sait, sa brillante campagne pour démontrer les avantages de l'hystérectomie vaginale, il ne manqua pas de rapporter à Péan l'honneur d'avoir posé les indications nouvelles et d'avoir décrit la technique spéciale de l'hystérectomie vaginale.

Si on résume tout ce qui a été écrit sur les différentes revendications qui se sont produites tant en France qu'à l'étranger, on peut affirmer que Péan a le premier montré les avantages de la voie vaginale dans le traitement des fibromes et des affections annexielles. La technique opératoire qu'il a donnée est originale. Le morcellement est son œuvre. On est autorisé à appliquer le titre de méthode de Péan, soit à l'hystérectomie vaginale faite pour gros fibrome avec morcellement, soit à l'hystérectomie vaginale, avec ou sans ablation d'annexes, pratiquée dans les cas de lésions graves des ovaires et des trompes.

Si la *méthode* mérite de porter le nom Péan, on verra, par l'étude des différents procédés d'hystérectomie vaginale,

[1] Résumé de ce travail in *Bull. médical*, 1890, p. 817 et *passim*.
[2] *Bulletin médical*, 9, juillet 1890, p. 633.

que de grands progrès ont été réalisés dans la technique
opératoire ([1]). Ces perfectionnements importants sont dus à
d'autres chirurgiens français et en particulier à Doyen qui a
été un ouvrier de la première heure et a contribué, par l'élé-
gance, la sûreté et la rapidité de son procédé, à assurer le
triomphe de l'hystérectomie vaginale.

TECHNIQUE

Des procédés d'Hystérectomie.

Je n'en veux retenir que quelques-uns. A côté de l'opération de Péan, les procédés de Quenu, de Doyen et de Segond
seront décrits.

Sans doute Péan n'est pas arrivé d'emblée à avoir une
technique uniforme. Tout d'abord, après avoir pincé la base
des ligaments larges, il faisait basculer le fond de l'utérus
en arrière et pratiquait l'hémostase avec des pinces. Il remplaçait les instruments par des fils, sauf exception. Il avait
essayé aussi, comme on peut le constater, dans sa brochure
de 1883 (voir *Leçons de Clinique Chirurgicale*, 1880, p. 53),
la section médiane du *corps*, après section bilatérale du col.

Dans sa leçon sur l'hystérectomie vaginale publiée dans la
Gazette des hôpitaux, le 2 juillet 1885 ([2]), il déclare que pour

([1]) D'après Doyen (note manuscrite), le terme « opération de Péan », ne peut
pas être, comme l'ont prétendu Segond et Landau, appliqué à *l'indication opératoire*, mais seulement au procédé d'hystérectomie pour morcellement. Il est
certain que plus nous nous éloignerons des dates des premières opérations de
Péan et de Doyen et plus on oubliera ces questions de priorité pour ne retenir
que la supériorité de telle ou telle méthode.

([2]) *Gaz. des hôpit.*, 1885, p. 601.

faciliter la dissection de la surface externe de l'utérus à travers le tissu cellulaire sous-péritonéal, il coupait le col sur les deux côtés.

Dans la thèse de Gomet (1880), se trouve la description sommaire du procédé. On peut résumer ainsi cette description : abaissement du col, qui est coupé en deux moitiés latérales [1]; incision circulaire du vagin; ouverture du péritoine en arrière, puis en avant; exploration de l'utérus; bascule de l'utérus en arrière, si possible; hémostase avec une ou plusieurs pinces; ligatures consécutives.

En cas de fibrome, les incisions latérales sont prolongées sur toute la hauteur de l'organe qui se trouve ainsi partagé en deux moitiés. Grâce à ces incisions latérales et d'autres faites dans le tissu utérin, s'il est besoin, il énucléé les petits fibromes, puis il enlève l'utérus qui leur formait une coque. Des ligatures sont placées consécutivement.

Sécheyron (p. 533), répète à peu près les mêmes temps. Il précise. La base des ligaments larges est d'abord saisie avec des pinces. L'utérus peut alors être détaché sur les côtés sans perte de sang. On fait basculer l'utérus en arrière, après ouverture des culs-de-sac et on met une ou plusieurs pinces sur la partie supérieure des ligaments larges. On détache l'utérus.

Plus tard Péan recommande d'abattre le col, après pincement de la base des ligaments larges et leur séparation de l'utérus.

Le 25 février 1882, P. Müller [2] décrit son procédé de la façon suivante et le fait précéder de commentaires qu'il est bon de transcrire :

« L'extirpation totale de l'utérus par la voie vaginale a

[1] Gomet, loc. cit. p. 123.
[2] P. Müller, *Eine modifikation der vaginalen total extirpation des uterus.* *Centralb. fur Gyn.* 25 février 1882.

récemment remplacé l'opération de Freund; la première pratique a, en effet, pour elle un pronostic bien plus favorable et une technique beaucoup plus simple. Néanmoins l'extirpation de l'utérus par la voie vaginale n'est pas exempte de difficultés, au premier rang desquelles il faut mettre la ligature et la section des ligaments; la ligature de ces ligaments peut se faire par portions successives ou en masse; en tous cas, le placement de la ligature, qui doit se pratiquer au fond du vagin, est difficile, de sorte qu'on a à craindre des hémorragies parfois mortelles.

Un cas, dans lequel la ligature glissa et qui se termina par une hémorragie mortelle, suggéra l'idée de rechercher un moyen pour obvier à la difficulté de lier le premier ligament ou du moins de faciliter cette manœuvre. Tous les opérateurs savent que le deuxième ligament se lie avec facilité et sécurité, parce que l'utérus, libéré du premier ligament utérin, peut ainsi être attiré en avant des organes génitaux externes et que, de cette façon, le second ligament est rendu très facilement accessible; ce sont là des faits qui conduisent à rechercher la façon qui permettrait de pratiquer la ligature du premier ligament dans les mêmes conditions que celle du second ligament.

On y arrive de la façon suivante: l'utérus, soit renversé, soit attiré en bas, est divisé longitudinalement en deux moitiés. Ceci fait, chaque moitié de l'utérus avec son ligament peut être attirée en bas et liée avec une aussi grande facilité que s'il s'agissait du second. La difficulté inhérente à la libération de l'utérus d'avec le premier ligament est ainsi écartée.

Remarquons que les hémorragies consécutives à la division de l'utérus sont sans importance aucune, car au point où est pratiquée la section il n'y a pas de gros vaisseaux; il n'existe là que de petits vaisseaux anastomotiques entre les gros troncs de droite et de gauche.

En outre, on peut assez rapidement diviser l'utérus (avec un bistouri ou avec des ciseaux), pour que les légères hémorragies qui se produisent n'aient qu'une durée fort courte.

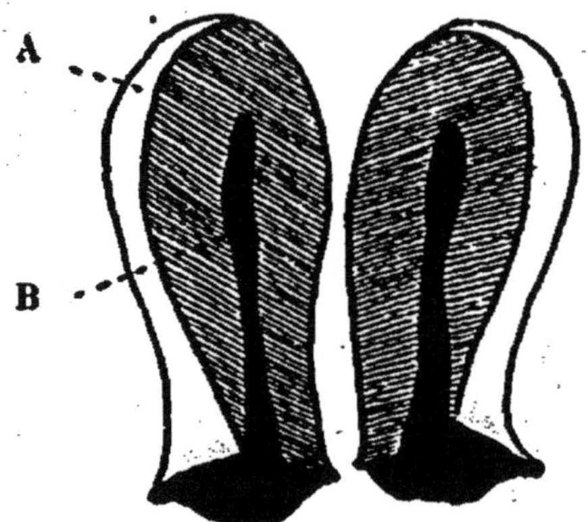

FIGURE 9. — *Utérus coupé en deux parties, sur la ligne médiane et d'avant en arrière.* — A. Face antérieure. B Cavité utérine.

Enfin les deux moitiés sectionnées peuvent être comprimées avec les mains, ou encore on peut comprimer de la même manière les ligaments. On peut aussi tordre ceux-ci de façon à ce que l'hémorragie soit momentanément suspendue jusqu'à ce qu'on pose une ligature sûre. »

Ces remarques et cette technique qui devaient servir de point de départ à des perfectionnements considérables et qui reposaient sur un fait bien observé, ne passèrent pas inaperçues. M. Péan avait sectionné dans le sens antéro-postérieur le corps seulement de l'utérus, mais il condamna[1] le procédé de Müller, parce qu'il ne croyait pas que la section de l'utérus sur la ligne médiane pût se faire sans hémorragie.

[1] Péan. *Leçons de Cliniques chirurgicales*, année 1883, p. 61.

Co n'est pas lui seul qui méconnût les avantages de la méthode :

« Pour faire plus à l'aise la ligature des ligaments larges, Simpson (neveu) a imaginé (¹) de faire d'abord la ligature en masse des ligaments larges, puis la section sagittale de l'utérus sur la ligne médiane et l'enlèvement des deux moitiés, après ligature définitive des ligaments. Co procédé n'a pas donné de succès entre les mains de son auteur. »

Marchand avait signalé le procédé opératoire de Müller à la Société de chirurgie de Paris, dans la séance du 18 août 1883, mais aucun chirurgien présent à la séance ne semblait l'avoir mis à exécution.

Condamné par Péan, abandonné par Simpson qui l'avait compliqué en y ajoutant une précaution inutile, le procédé de Müller fut enfin répudié (²) par son propre auteur :

« Jusqu'ici, dit Müller, aucun des procédés connus d'hystérectomie vaginale, y compris celui qui m'est propre, ne m'a entièrement satisfait. Deux vices principaux m'ont frappé : la longue durée de l'opération et l'incertitude de l'hémostase... Le plus grand ennui vient de la difficulté qu'on éprouve à s'assurer contre l'hémorragie secondaire, les ligatures des ligaments larges pouvant glisser ou comprimer imparfaitement les vaisseaux. Aussi l'emploi des pinces à demeure, proposé par M. Richelot, est-il venu fort à propos. »

Doyen (³) décrit ainsi un procédé opératoire, en avril 1891 : le col est saisi sur les parties latérales à l'aide de deux pinces à griffes ; l'utérus est sectionné de bas en haut et d'avant en arrière pour en attirer progressivement en dehors les deux moitiés entr'ouvertes.

(¹) Gomet, *loc. cit.*, p. 136.

(²) *Central für Gyn.*, 1887, n° 13. *Union médicale*, 17 avril 1887, p. 594.

(³) *Congrès français de chirurgie*, 1891, p. 236, 1er avril.

Quenu (¹), en juillet 1891, place deux pinces courtes et fortes sur les côtés du col et sectionne les attaches latérales du col. Il pratique la section médiane de l'utérus jusqu'au fond et note l'absence d'hémorragie.

Le même auteur (²), dans la séance du 4 novembre 1891, déclare que les deux pinces qu'il plaçait tout d'abord à la base des ligaments, avant de détacher le col, apportaient une gêne dans les manœuvres consécutives. Aussi enlève-t-il ces pinces immédiatement après leur avoir substitué des ligatures.

Enfin, dans la séance du 27 avril 1892, M. Quenu (³) ne parle plus de la précaution qu'il prenait de mettre une pince ou une ligature sur la base des ligaments larges. De sa description, il ressort qu'après incision circulaire du col et refoulement ou ouverture des culs-de-sac péritonéaux, il pratique la section médiane totale antéro-postérieure, sans se préoccuper de l'hémostase sur les parties latérales.

Le procédé de Doyen (*première manière*), et celui de Quenu, ne sont-ils pas, à proprement parler, le procédé décrit par Müller en 1882?

Non, affirme M. Quenu — du moins pour ce qui a trait à lui — car s'il a utilisé la section de Müller « c'est dans un autre dessein, d'une façon différente et à un autre temps de l'opération ». Et de fait, Müller faisait l'hystérectomie dans les cas de cancer. MM. Quenu et Doyen appliquent l'opération aux lésions annexielles. De plus — fait important — tandis que Müller ne fendait l'utérus qu'après l'abaissement ou le renversement en arrière de cet organe. MM. Quenu et Doyen pratiquent la section médiane, dès le début de l'opération, dans le but de produire l'abaissement et l'extériorisation de

(¹) *Bull. et mém. de la Soc. de chirurgie de Paris*, 1891, p. 506.
(²) *Bull. et mém. de la Soc. de chirurgie*, 4 novembre 1891, p. 640.
(³) *Bull. et mém. de la Soc. de chirurgie*, 27 avril 1892, p. 332.

la matrice. On sait combien il est parfois difficile de poser des
ligatures ou de mettre des pinces sur toute la hauteur des ligaments larges tant qu'on n'a pas réussi à faire apparaître
le corps de l'utérus soit en avant soit en arrière, dans la
cavité vaginale. Un des points difficiles et pénibles de l'hystérectomie est justement le dégagement du fond de la
matrice. Grâce à l'artifice employé par MM. Doyen et Quenu,
cet abaissement devient souvent aisé. Les pinces trouvent sur
les bords des surfaces de section de l'utérus, de solides points
d'appui qui permettent d'amener rapidement au dehors la
partie supérieure du fond utérin. Par suite, la ligature ou le
pincement des ligaments larges se fait facilement.

La preuve que Quenu, en appliquant son procédé, en avril
1891, n'avait pas le même objectif que Müller, c'est que
contrairement à la pratique et à la conception même du
chirurgien de Berne, le chirurgien de l'hôpital Cochin faisait
l'hémostase préventive de la base des ligaments larges,
détachait le col et fendait ensuite l'utérus de bas en haut, afin
de mettre des pinces de Museux successivement de bas en
haut sur toute la hauteur de la tranche de section utérine,
dans le but d'amener l'extériorisation de l'utérus.

Hémostase.

L'hémostase peut se faire à l'aide de ligatures, sans qu'il
soit nécessaire de mettre au préalable une pince à forcipressure sur les tissus qui doivent être étreints. C'est ainsi que
procèdent Martin, Olshausen, etc. Avec une aiguille courbe
on passe un fil à travers la partie inférieure du ligament
large. Le fil est noué solidement et on sectionne ensuite les
tissus en dedans de la ligature, sur une hauteur qui ne doit
pas dépasser la limite supérieure de la ligature. On traite le
côté opposé de la même façon. Le col est détaché de ses

attaches latérales et on continue à placer ainsi progressivement des ligatures de bas en haut, c'est-à-dire de la base des ligaments larges vers leur bord supérieur.

L'hémostase peut être faite aussi à l'aide de ligatures, quand l'utérus a été au préalable extériorisé. On a tout le ligament large sous les yeux. On saisit aussi bien le bord supérieur que la base.

Il est aisé de pratiquer une série de ligatures soit de bas en haut comme précédemment, soit, de préférence, de haut en bas, c'est-à-dire du bord supérieur vers la base.

Les fils sont placés de la même façon, c'est-à-dire qu'avec une aiguille on passe un fil à l'union du tiers supérieur et du tiers moyen d'un des ligaments. Un des chefs est ramené sur le bord supérieur du même ligament. On serre. Le tiers supérieur du ligament est ainsi étreint. On coupe entre le bord utérin et la ligature.

Un deuxième fil est passé à l'union du tiers moyen et du tiers inférieur du ligament. Ce fil fait l'hémostase du tiers moyen. On complète celle-ci par le passage d'un dernier fil qui serre la base du ligament.

On peut, comme je l'indique plus loin, faire des ligatures entrecroisées. Le passage de tous les fils et leur entrecroisement sont pratiqués tout d'abord. On serre ensuite le fil supérieur qui étreint le tiers supérieur et on détache la partie correspondante du ligament ; on lie ensuite le tiers moyen, et en dernier lieu le tiers inférieur.

Ce mode d'hémostase donne une sécurité plus grande que la précédente.

Il est possible, comme Clément en 1830, et plus tard Terrillon, le faisaient, de couper d'abord une portion du ligament large et de pincer le vaisseau qui donne du sang. Une ligature est mise à la place de la pince.

Il n'y a aucune nécessité d'agir ainsi. On risque de faire perdre inutilement du sang à l'opérée.

Il est plus simple de mettre d'abord une pince à forci-pressure sur la tranche du ligament large qui doit être sec-tionnée, de la séparer ensuite du bord utérin et de lier en dernier lieu toute la portion étreinte par l'instrument. C'est la pratique la plus naturelle et la plus sûre. C'est ce que Péan a appelé la forcipressure préventive.

Les pinces qui doivent servir à l'hémostase peuvent être placées successivement de bas en haut, c'est-à-dire de la base au sommet du ligament ou de haut en bas, du sommet vers la base. L'hémostase est faite, dans le premier cas, avant les manœuvres de morcellement et d'abaissement ; dans le second, elle est pratiquée dans un dernier temps, après extériorisation de l'utérus et à la fin de la fragmentation de l'utérus et de la tumeur.

Comme on l'a vu, l'idée de mettre une pince sur un vais-seau qui saigne, au cours de l'hystérectomie, et de la laisser à demeure, est née spontanément au moment du danger et sous l'empire d'une nécessité pressante.

Le pincement définitif, d'abord simple expédient, devint plus tard une méthode bien réglée.

Péan fait l'hémostase préventive et définitive toutes les fois qu'il lui est difficile de mettre des ligatures à la place des pinces placées très haut.

Richelot propose de faire la forcipressure dans tous les cas. Il supprime les ligatures dans toute hystérectomie. Il met des pinces sur les ligaments larges et les laisse à demeure. Il est juste de faire remarquer que les longues pinces dont se servait Richelot ont été abandonnées, parce que l'hémostase faite à l'aide des instruments qu'il avait préconisés était trop aléatoire. C'est à Péan que l'on doit les pinces longuettes qui sont généralement employées et c'est lui, je crois, qui a insisté sur la nécessité de mettre des pinces à mors courts et solides pour pratiquer le pincement définitif des ligaments larges dans la castration utérine.

La forcipressure préventive et définitive a contribué certainement à agrandir le champ des indications opératoires de l'hystérectomie vaginale. Cette méthode a joué un rôle sinon décisif, du moins important dans l'extension et la vulgarisation de l'extirpation de la matrice par la voie vaginale. Sans doute, la méthode des ligatures a des avantages, mais elle n'est pas applicable à tous les cas, ou du moins elle est d'une application beaucoup plus difficile chez certaines malades qui n'auraient pas pu bénéficier des avantages de l'hystérectomie vaginale, si on n'avait pas systématisé l'emploi des pinces à demeure.

Les descriptions qui suivent permettront de bien comprendre ce que l'on entend par forcipressure définitive et de prendre connaissance des différents procédés d'hémostase.

Les chirurgiens français estiment, sauf de rares exceptions, que le pincement définitif est la méthode de choix dans l'hystérectomie vaginale. Et, de fait, l'opération est plus rapidement exécutée. On peut même affirmer que, dans un certain nombre de cas, il eut été impossible d'enlever l'utérus si l'on n'avait pas assuré préalablement l'hémostase à l'aide de pinces. Il faut ajouter que parfois l'opérateur ne peut arriver à mettre des fils sur les vaisseaux, à la place des pinces qui font l'hémostase.

Ce n'est pas le seul avantage du pincement définitif.

A). S'il s'agit de lésions septiques, on sait avec quelle facilité les fils laissés sur les pédicules s'infectent après la laparatomie.

Quand on pratique l'hystérectomie vaginale pour lésions suppurées, suivant la technique de Péan, ou le procédé de

Doyen, par exemple, on n'a pas à craindre ces infections secondaires par la bonne raison qu'il n'existe aucun fil dans le pelvis.

B). Mais la supériorité qui est échue à l'hystérectomie vaginale, suivant la méthode de Péan, provient de ce fait que les pinces laissées à demeure assurent d'une façon parfaite le drainage de la cavité pelvienne et, par suite, mettent les opérées, du moins dans une large mesure, à l'abri des phénomènes infectieux les plus redoutables.

Ce drainage du péritoine qui se fait dans les parties déclives, par des voies pour ainsi dire naturelles, est d'une importance capitale en l'espèce. Il faut, en effet, rapporter à l'absence d'occlusion du cœlome la bénignité de l'hystérectomie vaginale dans les cas de suppuration péri-utérine, par exemple. Les liquides infectieux contenus dans les poches situées autour de la matrice s'écoulent naturellement par en bas du côté du vagin, le long des pinces qui empêchent pendant quarante-huit heures au moins la fermeture prématurée de la plaie vaginale.

Les micro-organismes n'ont pas de tendance, dans ces conditions, à se développer par en haut et à gagner les parties plus élevées du cœlome.

Il est bon d'ajouter que, dans certains cas, l'on peut enlever l'utérus, évacuer de larges poches contenant du pus et du pus septique, sans pour cela ouvrir la grande cavité péritonéale. Des adhérences ont formé une sorte de diaphragme au-dessus de l'utérus et des annexes, de sorte que si l'on extirpe l'utérus sans toucher aux adhérences protectrices, il est possible de vider la loge inférieure purulente sans la mettre en communication avec le cœlome. Dans ces conditions l'hystérectomie est purement évacuatrice et l'ablation de l'utérus peut être rapprochée de la simple colpotomie.

Dans la très grande majorité des cas, il faut l'avouer, le cœlome est plus ou moins largement ouvert.

Si la guérison survient c'est, comme il vient d'être dit, par suite du drainage favorable à la facile évacuation des liquides septiques.

C). Mais on ne saurait passer sous silence la facilité avec laquelle les malades soumises aux manœuvres prolongées de l'hystérectomie vaginale supportent les longues séances opératoires. Le shock est réduit au minimum, parce que les anses intestinales ne sont pas exposées à des manipulations intempestives, répétées, comme dans le cours des laparatomies un peu compliquées. Tous les opérateurs qui ont quelque pratique de la voie vaginale sont frappés de l'absence de dépression après des interventions qui durent parfois une heure et demie, deux heures et plus. C'est là un fait d'expérience contre lequel on ne saurait s'élever, parce que c'est l'évidence.

Du Morcellement.

Sous le nom de morcellement on décrit une méthode qui consiste à diviser l'utérus en plusieurs morceaux, de façon à diminuer son volume et à faciliter les manœuvres d'extirpation totale.

On dit qu'on morcelle — au cours d'une hystérectomie vaginale — quand on fragmente l'utérus, quand on enlève des portions plus ou moins considérables de tissus, dans le but de permettre à ce qui reste de l'organe et de la tumeur de s'adapter aux diamètres du bassin, de passer à travers la filière pelvienne et finalement de s'extérioriser.

Péan avait conçu et exécuté le morcellement en fendant l'utérus sur ses bords et en sectionnant progressivement les deux valves, l'une antérieure et l'autre postérieure.

Les manœuvres de morcellement n'ont pas toujours une régularité mathématique; au contraire, les sections sont variables de siège, d'étendue et de forme et la fragmentation se fait souvent comme on peut. Néanmoins, au milieu de l'irrégularité apparente de l'opération, il existe des règles dont on ne doit pas s'écarter, si l'on ne veut pas s'exposer à de graves dangers et à des surprises désagréables.

Dans la méthode de Péan, l'important est de toujours faire l'hémostase préventive sur toute la hauteur de la zone utérine que l'on doit attaquer. Des pinces, placées sur les deux ligaments larges, un peu au-dessus des portions utérines les plus élevées qui doivent être morcelées, mettent à l'abri des hémorragies. Péan a bien fait voir qu'en prenant la précaution de pincer au préalable les ligaments larges, on était sûr d'éviter toute perte de sang sérieuse, on pouvait couper l'utérus dans tous les sens sans crainte d'hémorragie. Il a montré que la fragmentation des corps fibreux en particulier se faisait pour ainsi dire à blanc, quand l'hémostase était assurée sur les parties latérales de la matrice.

Aussi le morcellement, tel que le pratique Péan, est-il irrégulier. Si, par exemple, dans le cas de fibrome, il divise l'utérus en deux valves, l'une antérieure et l'autre postérieure, c'est pour pouvoir mieux voir et attaquer les tumeurs. Celles-ci sont morcelées sans règles précises, en avant, en arrière, sur les côtés, au centre.

Quand Müller inventa son procédé de section médiane antéro-postérieure, il ne fit rien qui de près ou de loin pût entrer dans le cadre du morcellement.

Sans doute, Müller fendait l'utérus en deux moitiés, l'une droite et l'autre gauche, mais l'organe était basculé et extériorisé; il avait déjà franchi la filière pelvienne quand le gynécologiste de Berne le divisait en deux parties par une incision sagittale. Ce n'est pas un vrai morcellement.

L'hémisection de Doyen est-elle un procédé de morcellement ? Le fait seul de fendre la partie antérieure de l'utérus constitue-t-il un morcellement ? Je ne le pense pas. Cette section médiane antérieure donne des prises solides et efficaces sur le tissu utérin, ce qui amène rapidement la bascule du fond de l'utérus.

Müller avait remarqué que la section antéro-postérieure de l'utérus faite sur la ligne médiane ne donnait lieu à aucune hémorragie. Doyen mit à profit cette donnée et réalisa un procédé d'hystérectomie vaginale remarquable par sa simplicité. Il se servit de la fente médiane antérieure pour extérioriser l'utérus.

La matrice ainsi fendue n'est pas morcelée, pas plus qu'elle ne le serait en cas d'hystérectomie abdominale, par exemple, si l'opérateur faisait une incision sur le fond de la matrice, pour donner des prises à des pinces destinées à soulever cet organe.

Je ne vois donc pas dans l'hémisection antérieure un procédé de morcellement. Ce qui est exact, c'est que l'on peut être amené à morceler quand l'incision médiane antérieure n'est pas suffisante. Alors on enlève des fragments d'utérus ou de tumeur de façon à permettre à la masse de s'accommoder au diamètre du bassin et de passer à travers la filière pelvienne. Ce morcellement, qui se fait sous forme de V, d'Y, etc..., a ceci de particulier, c'est qu'il se pratique *sans hémostase préventive*. Pour éviter l'hémorragie, l'opérateur devra avoir présent à l'esprit deux faits d'observation à savoir que *le tissu fibromateux* lui-même *ne saigne pas* ou presque pas et qu'il faut, autant que possible, rester sur la ligne médiane. En s'éloignant toujours des bords de l'utérus, c'est-à-dire de la zone vasculaire, on est certain de faire l'opération sans hémorragie sérieuse.

Les pertes de sang qui apparaissent pendant la section

médiane ou durant le morcellement sont, en effet, peu abondantes. Elles sont rapidement conjurées, en règle générale, à l'aide des pinces à traction qui servent à abaisser l'utérus, et que l'on place sur la tranche utérine, au niveau du vaisseau qui saigne.

On voit donc que le morcellement peut se faire suivant deux procédés principaux :

1° Par la fente médiane et avec le souci constant de fragmenter en plein tissu fibromateux et de s'éloigner des bords de l'utérus. Il n'y a aucune hémostase préalable. On ne s'occupe des vaisseaux qu'après le morcellement. L'idée directrice est que la section médiane se fait à blanc. L'hémostase est consécutive et dernière.

2° Après pincement préventif des vaisseaux qui rampent sur les parties latérales de l'utérus. L'hémostase est assurée au préalable. L'opérateur est libre de couper et de fragmenter les parties situées au-dessous de la zone forcipressurée. Il peut sans danger attaquer les bords de l'utérus, puisque ces bords ont été détachés des ligaments larges, après pincement préventif de la portion correspondante de ces ligaments. C'est ainsi que Péan, après avoir forcipressuré ceux-ci, divise l'utérus en deux valves, l'une antérieure et l'autre postérieure et résèque transversalement chacune des valves.

Le procédé de Péan doit subir quelques variantes suivant les cas. Si l'opérateur se trouve en présence d'un utérus atteint d'inflammation, par exemple, et entouré d'adhérences et de poches purulentes qui l'immobilisent, il pourra morceler l'organe d'une façon à peu près régulière. En effet, il sera possible, après hémostase préventive, de diviser le col en deux valves, à l'aide de l'incision bi-latérale du col. La valve antérieure est réséquée transversalement. Pareil sort est réservé ensuite à l'autre valve.

La partie sus-jacente des ligaments larges est forcipressurée du côté droit et du côté gauche. La portion du corps utérin correspondante est détachée de ses insertions ligamenteuses. Cette portion corporelle est divisée en deux par une incision qui porte sur chacun des bords. On a ainsi deux nouvelles valves que l'on coupe transversalement et ainsi de suite, jusqu'à ce que le fond de l'utérus ait été supprimé.

Que si, au contraire, il existe un fibrome, le morcellement sera plus irrégulier.

Les temps principaux subsistent toujours, à savoir le pincement préventif suivi de la libération latérale du col, de la division de celui-ci en deux valves, l'une antérieure et l'autre postérieure. Mais dès que l'on arrive sur le corps, la tactique change suivant les obstacles.

Si le fibrome est développé dans la cavité corporelle, Péan continue à fendre l'utérus en deux par des incisions qui portent sur les bords utérins.

On ouvre l'utérus pour pouvoir attaquer le fibrome. Dès que celui-ci est saisi, l'important est de le fragmenter et de diminuer les diamètres de l'utérus fibromateux. Pour ce faire, on enlèvera, soit avec des ciseaux, soit avec des bistouris des morceaux plus ou moins irréguliers, ou l'on entamera le tissu fibromateux d'une façon plus géométrique et on pratiquera des évidements. Ailleurs, on procédera à une sorte de désencapsulement, si on peut s'exprimer ainsi, ou de décortication des noyaux fibromateux.

Mais dans cette marche progressive de bas en haut, l'opérateur aura soin de s'assurer, au fur et à mesure, de l'hémostase des portions correspondantes des ligaments larges. Il terminera l'opération par des pincements qui étreindront chaque ligament jusqu'à sa partie supérieure et qui seront suivis de sections d'abord le long du bord utérin et enfin perpendiculairement à l'axe de l'utérus.

Il a déjà été dit que le morcellement, dans le procédé de Doyen, revêt, dans certains cas, une autre allure.

S'agit-il d'un utérus très gros, fibromateux, par exemple ; le tissu néoplasique infiltre à peu près uniformément le parenchyme utérin. Le globe utérin est sensiblement trop volumineux pour franchir la filière du pelvis, malgré la fente médiane antérieure et les tractions exercées sur les tranches de cette hémi-section. Il faut morceler, c'est-à-dire fragmenter le tissu, de façon à réduire les diamètres de l'utérus fibro-myomateux.

On commence par pratiquer dans le sens de la longueur de l'utérus, des incisions en forme de V ou d'Y. Les branches divergentes s'écartant par en haut et s'éloignant de la ligne médiane d'autant plus que l'on se rapproche du fond. Ces incisions, qui doivent, autant que possible, rester loin des bords utérins, sont faites soit au bistouri, soit de préférence avec des ciseaux dont l'une des lames est introduite dans la cavité utérine et l'autre est appliquée sur la face externe de la matrice. On taille ainsi des bandes, plus ou moins épaissies, plus ou moins étendues dans le sens de la longueur de l'utérus. Plus on remonte, plus écartées sont les branches du V et plus épaisses sont les lanières de tissu qu'on enlève.

Cette fragmentation, faite en avant, loin des bords de l'utérus et aussi haut que possible, suffit, dans un certain nombre de cas, pour produire la bascule de l'organe en avant.

Mais il n'en sera pas toujours ainsi. Le morcellement pratiqué aux dépens de la face antérieure ne suffit pas. Il faut attaquer le massif central et diviser en morceaux parfois innombrables le tissu fibromateux qui se présente en plus ou moins grande quantité dans la brèche produite par l'évidement antérieur.

Alors, on a recours, comme dans le procédé de Péan, à la segmentation du tissu néoplasique.

Le morcellement peut se faire soit sous forme d'évidements coniques ou cylindriques, soit en délogeant les masses fibromateuses de leur capsule, soit en sectionnant les tissus irrégulièrement autour d'un point pris comme centre de traction.

On trouvera plus loin la description détaillée de ces différénts procédés qui peuvent se combiner et se compléter. Il suffit de dire que pour enlever avec efficacité et sans danger un fragment de myome, il faut agir en pleine masse néoplasique et avoir soin de ne pas dépasser la surface péritonéale et de ne pas sectionner les bords utérins.

Pour fragmenter la masse qui s'oppose à la descente de l'utérus, on doit d'abord prendre une prise solide sur le morceau qui doit être attaqué. Des pinces à deux, à quatre ou à six dents sont nécessaires.

La prise étant faite, on tire sur la masse et tout autour de celle-ci on coupe avec des ciseaux ou avec un bistouri le tissu fibromateux. Le fossé creusé autour de ce fragment qui est en train de se détacher va servir à faire une nouvelle prise solide. C'est en effet une règle du morcellement qu'avant d'extraire un morceau de tissu, il faut amarrer une pince de Museux sur le segment supérieur. Le ou les mors inférieurs de la nouvelle pince sont introduits dans le fossé, tandis que les mors supérieurs s'accrochent sur la surface de la masse fibromateuse qui reste en place.

Après avoir posé cette pince, on libère le fragment autour duquel on vient de décrire la circonvallation. Les ciseaux ou le bistouri complètent l'œuvre de séparation, de détachement d'une façon plus ou moins régulière.

Dans certains cas, et en particulier quand la masse à entamer est dure et oppose une résistance opiniâtre aux instruments, on se servira avec avantage de bistouris courbes sur le plat, qui permettent de pratiquer des évidements coniques fort avantageux.

Une portion de fibrome est saisie avec les pinces et on enfonce le bistouri à une certaine distance du point central et à un, deux ou trois centimètres de profondeur, suivant l'épaisseur des tissus. Le bistouri, que l'on plonge un peu obliquement par rapport à la surface que l'on attaque, décrit un cône, dont la base est périphérique et dont le sommet se trouve dans la profondeur. On détache donc une masse fibromateuse conique de l'ensemble de la tumeur. Mais avant d'enlever ce fragment conique, on place une pince sur la partie supérieure du fibrome. Le vallon qui a été tracé sert à poser une pince dont la fonction est d'empêcher l'utérus de s'échapper.

Le cône plein étant enlevé, il reste une cavité de forme conique qui facilite les morcellements ultérieurs et les prises nécessaires à la fragmentation de la tumeur.

On pratique ainsi d'ordinaire non pas un seul évidement mais une série d'évidements coniques.

Parfois il est plus avantageux de faire des évidements cylindriques. On verra bientôt comment se pratiquent ces évidements et quels sont les instruments dont on se sert. Mais le principe est toujours le même : enlever un fragment plus ou moins volumineux en pleine masse morbide.

Dans certains cas, il vaut mieux se servir de ciseaux pour extraire rapidement de grosses masses fibromateuses qui commencent à se mobiliser sous l'influence des tractions. On détache ainsi d'énormes fragments composés de plusieurs noyaux fibromateux qui s'énucléent presque spontanément d'une large capsule.

Somme toute, le morcellement, la fragmentation des tissus se fait à peu près de la même façon, soit que l'on emploie le procédé de Péan ou celui de Doyen, avec quelques variantes signalées. Mais tandis que dans le procédé de Péan, le souci constant doit être de pratiquer toujours l'hémostase préventive, dans le procédé de Doyen on doit s'ingénier à rester sur la ligne médiane ou en plein tissu néoplasique et à éviter les bords de l'utérus, c'est-à-dire les zones vasculaires et par suite dangereuses.

Inconvénients des Pinces.

J'aurai l'occasion d'énumérer les accidents qui sont imputables aux pinces et qui sont indiscutables.

Mais ces instruments ont été l'objet d'attaques passionnées.

On a dit, surtout en Allemagne, que la méthode du pincement préventif et définitif n'*était pas chirurgicale*.

N'est-il pas évident que l'idéal de la chirurgie moderne est de rechercher systématiquement et d'obtenir la réunion par première intention? Que penser d'une méthode qui va à l'encontre de cet axiome chirurgical et qui vise à maintenir béante une large plaie opératoire? La réponse est facile à trouver.

Les détracteurs de la forcipressure définitive font remarquer que la plaie péritonéale se trouve en large communication avec le vagin et que par suite le cœlome est sous le coup d'une infection toujours menaçante et dont le point de départ est la cavité vaginale.

En outre, le sphacèle qui provient des tissus forcipressurés n'est-il pas une autre source d'infection?

Toutes les objections faites au nom de la théorie, si valables qu'elles paraissent être, tombent devant les faits. La vérité est que les malades soumises à l'opération de Péan guérissent très bien, même quand la suppuration péri-utérine contient des micro-organismes septiques, même quand il se fait par le vagin une évacuation prolongée de liquides grisâtres, d'odeur repoussante, accompagnés de débris gangrénés.

En réalité ces liquides et ces détritus n'entrent pas en contact avec le cœlome qui est rapidement mis à l'abri de toute contamination par des adhérences qui se forment au-dessus des pinces et des tampons.

Ce processus de guérison est bien remarquable. La formation d'un dôme d'adhérences qui isole la grande cavité péritonéale de toute la portion forcipressurée des ligaments larges et du vagin, explique comment le cœlome n'entre pas en contact avec les produits sphacélés.

Quant à l'incision vaginale, elle a une grande tendance à se fermer spontanément. Parfois même la plaie de la paroi du vagin est trop vite oblitérée. C'est ce qui arrive quand la cicatrisation se fait avant que les poches purulentes ne se soient complètement vidées et taries ou que l'élémination des portions du ligament large forcipressurées soit complète. Aussi est-on obligé, dans ces cas du reste assez rares, de s'opposer à une trop rapide oblitération de la brèche vaginale par l'interposition d'une mèche de gaze antiseptique ou d'un drain aseptique.

Quoique la réunion de toute la zone sous-péritonéale et de l'incision vaginale ne se fasse que par seconde intention, on n'en est pas moins frappé de ce fait que la cicatrice vaginale ne tarde pas à être souple, mobile sur les parties profondes.

Il est parfois impossible de dire si le vagin a été suturé et réuni *per primam* ou s'il s'est oblitéré par seconde intention.

Somme toute, dire qu'une méthode n'est pas chirurgicale parce qu'elle n'est pas conçue suivant une règle idéale, c'est se payer de mots. L'essentiel est de savoir si l'opération assure la guérison, si elle est plus efficace et plus bénigne que toute autre intervention, dans des cas semblables.

Soins Pré-opératoires.

La malade est soumise pendant quatre à huit jours à des injections vaginales au sublimé, une fois par jour. Il est bon de faire suivre chaque irrigation d'un tamponnement à la gaze iodoformée qu'on enlève toutes les vingt-quatre heures, avant de donner l'injection.

S'il existe quelques troubles gastro-intestinaux (langue saburrale, etc.), on fait l'antisepsie intestinale (naphtol, etc.). Une purgation est administrée la veille de l'opération, le matin de préférence. Le soir, on donne à la patiente un lavement. La malade est rasée le jour qui précède l'opération et après savonnage du pubis, des organes génitaux externes et de la face interne des cuisses, on lave toutes ces parties avec une solution de sublimé.

Le matin, la femme prend un bain simple ou mieux au sublimé; on lui met une chemise stérilisée et on la couche sur un lit parfaitement désinfecté, avec des draps passés à l'étuve.

Les jambes de la malade sont enveloppées d'ouate. Certains gynécologistes dilatent la vulve pendant les jours qui précèdent l'opération. Le ballon de Gariel, ou celui de Champetier de Ribes, peut être placé dans le vagin pendant quelques heures chaque jour, en particulier chez les femmes à vulve et à vagin étroits et inextensibles; cette précaution est d'ailleurs le plus souvent inutile.

Anesthésie.

En France, dans la grande majorité des cas, les patientes sont soumises aux inhalations chloroformiques.

A la Clinique chirurgicale de Necker, les malades sont ordinairement endormies à l'aide de l'éther.

Cependant s'il existe des manifestations du côté de l'appareil pulmonaire (emphysème, bronchite, etc.), on donne la préférence au chloroforme.

Il est bien certain que les risques de mort inhérents à l'anesthésie par le chloroforme sont plus considérables que ceux qui résultent de l'emploi de l'éther pour obtenir la narcose. En outre, l'administration du chloroforme est plus difficile et exige une éducation plus longue. L'éther a l'inconvénient d'amener des complications du côté des bronches et des poumons, en particulier chez les malades qui ont déjà quelques troubles broncho-pulmonaires.

Certains chirurgiens commencent l'anesthésie avec le bromure d'éthyle et se servent ensuite du chloroforme.

Dans un cas spécial, chez une femme qui avait des lésions cardio-pulmonaires marquées, j'ai pratiqué deux colporraphies antérieures, une hystérectomie vaginale et une colpo-périnéorraphie en n'employant que des injections de cocaïne.

Ce cas mérite simplement d'être signalé à titre de curiosité.

L'anesthésie doit être commencée au lit même de la malade et non pas dans la salle d'opération. La patiente n'y est conduite qu'au moment où elle est déjà endormie.

Antisepsie.

La malade est mise dans la position de la taille : tous les organes génitaux externes, le pubis, la région anale, la face interne des cuisses, les fesses et le bas ventre sont soigneusement brossés et savonnés. Le vagin, après avoir été détamponné, est lavé soigneusement au savon. Il n'est pas nécessaire de brosser le vagin, mais on a soin de bien nettoyer et de savonner les culs-de-sac avec les doigts ou avec un écouvillon à crins flexibles et mous.

Un tampon trempé dans le permanganate est porté dans le vagin. La solution de bisulfite de soude est mise ensuite en contact avec les parois vaginales et l'on pratique immédiatement une longue irrigation vaginale au sublimé (1 p. 1,000). Les doigts doivent agir sur la muqueuse vaginale pendant toute la durée de l'injection et atteindre tous les culs-de-sac. On complète l'antisepsie des organes génitaux externes, du pubis, de la région anale, etc.

J'ai l'habitude de laver toutes ces parties, après savonnage, avec une solution de permanganate. On se sert ensuite de la solution saturée de bisulfite de soude. On verse de l'alcool sur toutes les surfaces déjà nettoyées et on termine l'antisepsie en les lavant avec une solution de sublimé au millième.

Une grande compresse stérilisée pliée en plusieurs doubles est placée sur le bas ventre, la face interne des cuisses, les fesses, qu'elle dépasse sur une longue étendue. Une ouverture centrale permet de découvrir la vulve.

Il est bon d'isoler l'anus du champ opératoire. Au cours des manœuvres, il se produit, en effet, assez souvent un écoulement fâcheux et fort gênant de matières fécales liquides. Pour soustraire le vagin et la vulve au contact de ces matières septiques, j'ai pris l'habitude de mettre en contact exactement la demi-circonférence inférieure de l'ouverture qui a été pratiquée à la compresse avec la partie inférieure de la vulve. Deux pinces hémostatiques posées sur chacune des grandes lèvres et le bord correspondant de la compresse empêchent ce tablier protecteur de glisser. L'anus, qui se trouve situé derrière la compresse, est ainsi dissimulé. Il n'apparaîtra plus au cours de l'opération. De cette façon la défécation peut se produire sans que les instruments, les mains du chirurgien et la zone opératoire soient souillés.

Position de l'opérée.

La malade sera mise dans la position de la taille. Les fesses devront dépasser suffisamment la table d'opération, de de telle sorte que le chirurgien ne soit gêné dans aucune de ses manœuvres et puisse placer tout à son aise la valve inférieure.

Péan met ses opérées dans la position latérale gauche.

Les membres inférieurs peuvent être placés sur des gouttières ingénieuses. Il existe des porte-jambes assez commodes et qui permettent de mettre les malades en bonne situation, sans que les aides aient le souci de maintenir les jambes de l'opérée.

Le plus souvent il est bon d'avoir deux aides, placés, l'un à droite, l'autre à gauche de la malade. Ils peuvent soutenir les membres inférieurs et en même temps accomplir sans difficulté différentes manœuvres fort utiles.

L'opérateur doit être assis. Il se mettra à une hauteur convenable et favorable à l'exécution de tous les temps de l'opération. Il s'agit là d'une question d'habitude personnelle.

Instrumentation.

Des valves de différentes grandeurs et de longueurs variées sont utiles. Je me sers avec avantage depuis plusieurs années de deux valves étroites construites par Pelletier sur mes indications.

Des pinces à abaissement à deux dents, des pinces de Museux à 4 et à 6 dents très solides et bien fabriquées, des ciseaux courbes et droits, longs et courts, des bistouris ordinaires, d'autres longs et droits, deux longs et courbes sur le plat, un perforateur pour amorcer les prises, des pinces longues et fortes pour le pincement des ligaments larges, des pinces longuettes de Péan, des aiguilles courbes, un porte-aiguille, une sonde vésicale, un hystéromètre sont nécessaires.

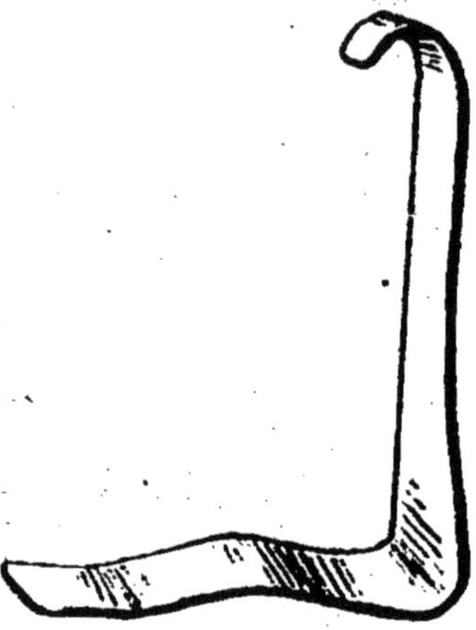

FIGURE 3.

Valve pour la colpo-cœliotomie antérieure et l'hystérectomie vaginale.

HYSTÉRECTOMIE
POUR MÉTRITE, ADÉNOME, CANCER
UTÉRUS FIBROMATEUX

Ancien procédé français.

La vessie est vidée au dernier moment. On abaisse l'utérus avec des pinces de Museux et des écarteurs permettent de voir nettement le col et ses insertions. L'incision circulaire du col est faite au bistouri comme il sera dit plus loin (page 84). Avec les doigts, le bistouri et les ciseaux, on sépare la vessie de l'utérus et on ouvre le cul-de-sac péritonéal vésico-utérin, suivant le procédé qui sera bientôt décrit. On attaque ensuite le cul-de-sac recto-vagino-utérin que l'on incise. Certains chirurgiens préfèrent intervertir l'ordre et commencer l'opération par l'effondrement du cul-de-sac postérieur et l'ouverture de la séreuse qui revêt le rectum et l'utérus.

S'il est nécessaire, on dégage le col sur ses flancs droit et gauche. Le péritoine étant donc largement ouvert en avant et en arrière de l'utérus, l'utérus bien abaissé, l'index gauche est introduit dans le cul-de-sac postérieur et cherche à accrocher le bord supérieur du ligament large droit.

Une longue pince ordinairement courbe est placée sur la partie latérale droite de l'utérus, au ras de l'organe et de telle sorte que l'extrémité supérieure dépasse légèrement le bord supérieur. L'index gauche sert de guide à l'instrument et permet d'apprécier à quelle hauteur se trouve l'extrémité supérieure de la pince qui est introduite, les mors écartés et de bas en haut. Une des branches pénètre dans le cul-de-sac vaginal postérieur, puis s'enfonce dans le cul-de-sac péritonéal recto-vagino-utérin et se place à la partie la plus interne de la face postérieure du ligament large droit, tandis que l'autre branche glisse par la plaie vaginale antérieure, s'insinue dans le cul-de-sac vésico-utérin et se place à la partie interne du feuillet antérieur du ligament large droit, le long du bord utérin. Les mors de la pince sont serrés et on coupe les tissus en dedans de l'instrument.

L'utérus séparé du ligament large droit descend assez facilement dans le vagin, et il est plus aisé de placer la seconde pince sur la partie interne du ligament large en dedans de cet instrument.

La matrice se trouve ainsi complètement enlevée. En règle très générale, on ne s'occupe pas du traitement des annexes.

Quand il est impossible de placer la pince sur toute la

hauteur du ligament large, on se contente d'embrasser entre les mors de l'instrument la moitié inférieure — par exemple — de chaque ligament large. On sectionne les tissus au ras de la matrice et seulement jusqu'à l'extrémité supérieure de la pince. Le col et quelquefois une partie du corps sont ainsi libérés des deux côtés; l'utérus descend avec plus de facilité. Avec une troisième pince on étreint la partie supérieure du ligament large droit. On coupe entre l'instrument et l'utérus. Une autre pince est placée symétriquement du côté opposé, on sectionne les tissus à la partie interne de l'instrument et l'utérus est ainsi libéré.

On ne fait pas de sutures du vagin. Ce procédé est à peu près abandonné. L'hémostase est mal assurée.

Procédé nouveau.

Deux valves, l'une placée sur la cloison recto-vaginale, l'autre sur la paroi vaginale antérieure, permettent de mettre à découvert le col utérin.

Quelques chirurgiens estiment qu'il est bon, en cas d'étroitesse de la vulve, de faire un débridement préalable et pratiquent une incision périnéale oblique. Ce temps préparatoire est inutile, dans l'immense majorité des cas, et en particulier quand il s'agit de pratiquer l'extirpation d'un utérus carcinomateux. Avec un peu de patience et d'habileté, on arrive, en introduisant progressivement des valves de plus en plus larges, à obtenir une dilatation vulvo-vaginale suffisante pour exécuter l'hystérectomie sans produire aucun délabrement du côté du corps périnéal.

PINCEMENT

Le col est donc bien apparent. Il est bon de le saisir avec deux pinces à deux dents, dites pinces à abaissement. Les pinces tire-balles américaines sont recommandables. Ces deux pinces peuvent être placées, l'une sur la partie médiane de la lèvre antérieure, l'autre sur la partie médiane de la lèvre postérieure. Une des dents de la pince pénètre dans la cavité cervicale, l'autre dent va mordre la face vaginale à environ un centimètre et demi de l'orifice externe.

Mais si l'on doit se décider à faire la section médiane antéro-postérieure des deux faces utérines, ou la section seule de la face antérieure de la matrice, il est préférable de saisir le col sur les parties latérales. Une dent de la pince entre dans la cavité cervicale, tandis que l'autre dent s'applique sur le flanc droit ou gauche du col. L'instrument est serré. On répète la même manœuvre sur le côté opposé. L'important est d'obtenir deux prises solides.

Cancer du col. — S'il s'agit d'un cancer du col, il est nécessaire d'enlever les masses fongueuses et saignantes et de pratiquer l'antisepsie de ce tissu morbide.

L'ablation des fongosités est faite rapidement avec une curette qui ne tarde pas à pénétrer juqu'au tissu utérin, sinon sain, du moins résistant.

L'écoulement de sang qui se fait pendant cette manœuvre est peu abondant. La curette en a raison aisément. Il suffit d'attaquer sans crainte les bourgeons et d'aller vite.

La thermo-cautérisation est utile. Elle permet d'arrêter l'écoulement du sang qui parfois gêne, en même temps qu'elle désinfecte les tissus.

Une injection vaginale antiseptique débarrasse le vagin des produits de sécrétion, et quelques attouchements avec une solution forte d'acide phénique ou de chlorure de zinc assurent la désinfection du col. Quant à la cavité corporelle elle doit être nettoyée à fond et aseptisée autant que faire se peut.

Cancer du corps. — Est-on en présence d'un épithélioma du corps utérin, on pratiquera une injection intra-utérine de façon à bien nettoyer la cavité corporelle. Il est possible de curer l'utérus non pas à fond, mais de façon à enlever les grosses masses bourgeonnantes. Cependant il est préférable de s'abstenir et de se borner, après lavage, à toucher la cavité utérine avec une solution désinfectante (chlorure de zinc, créosote, acide phénique, sublimé).

Fibrome. — Si l'hystérectomie est pratiquée dans un cas de fibrome, quelques gynécologistes curent la cavité utérine. D'autres se contentent de pratiquer un lavage. Certains opérateurs pratiquent un écouvillonnage avec une solution antiseptique; enfin, quelques chirurgiens se dispensent de toute manœuvre intra-utérine préliminaire et négligent la désinfection de la cavité cervico-corporelle.

ABAISSEMENT

Les pinces ont une prise solide, comme on s'en assure une dernière fois. On abaisse l'utérus à l'aide d'une traction lente, continue, progressive. Il ne faut pas craindre de tirer sur les pinces et d'essayer d'amener le col à la vulve. On n'y arrivera pas toujours, mais on parviendra, dans la majorité des cas, à produire un abaissement sensible de l'utérus. Pendant cette traction, les valves seront sinon enlevées, du moins déplacées, portées en avant, afin qu'elles n'apportent aucun obstacle à l'abaissement, en appuyant sur les culs-de-sac vaginaux.

INCISION

Beaucoup d'opérateurs font une incision *circulaire* sur le col à un centimètre, un centimètre et demi environ au-dessus de l'orifice externe. Ils se servent généralement du bistouri.

Dupuytren avait déjà remarqué qu'il est préférable de faire ces incisions avec des ciseaux, parce que ces instruments produisent des sections moins nettes, écrasent un peu les petits vaisseaux, ce qui les empêche de donner du sang.

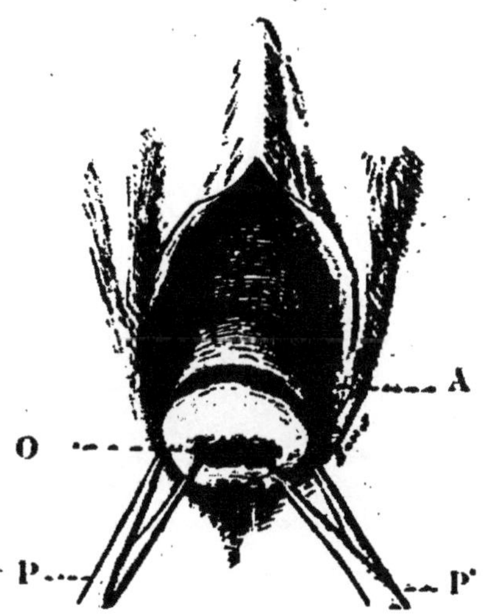

FIGURE 4. — *Col extériorisé. Tracé de l'incision circulaire.* — Les pinces P et P' placées latéralement au niveau de l'orifice externe O, amènent l'abaissement du col. On voit la partie antérieure de l'incision circulaire A dont les deux lèvres s'écartent l'une de l'autre.

Doyen emploie toujours les ciseaux pour désinsérer le vagin. Je crois que cette pratique est bonne. Avec les ciseaux on arrive à coup sûr sur le parenchyme utérin qu'on ne risque pas d'entamer. La pointe de ces instruments s'arrête sur le tissu utérin, au niveau du plan de clivage. En somme, ce n'est là qu'une question de détails. Jacobs a l'habitude de se servir du thermo-cautère pour séparer le vagin du col.

Si l'on doit faire l'incision exactement circulaire, peu importe que l'on commence sur le flanc droit du col ou sur son côté gauche, en avant ou en arrière. On arrive jusqu'au parenchyme utérin qu'on a soin de ne pas sectionner.

Mais je pense qu'il est utile de commencer par faire une incision postérieure.

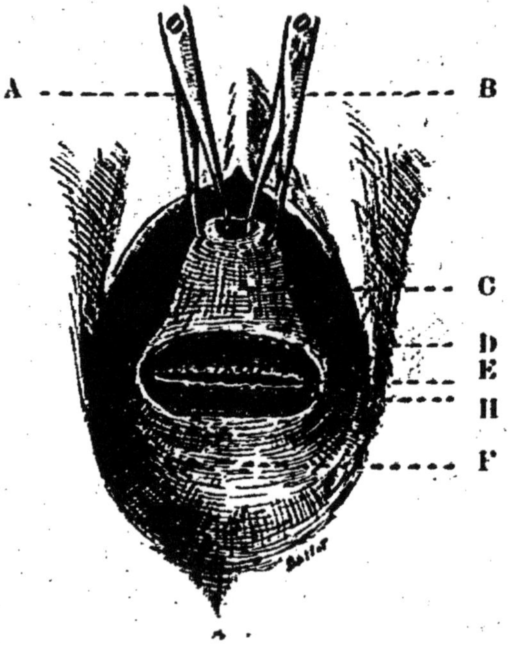

FIGURE 5. — *Incision du cul-de-sac postérieur.* — L'orifice externe du col, saisi sur les parties latérales par les pinces A et B, regarde en haut et en avant. On voit la face postérieure C de la portion vaginale du col. L'incision transversale faite sur l'insertion vaginale postérieure a amené l'écartement des deux lèvres vaginales (D lèvre supérieure de l'incision) entre lesquelles apparaît le péritoine H. On voit, en E, l'incision faite à la séreuse. F Cul de sac vaginal postérieur.

A). Quand on fait l'incision rigoureusement circulaire, celle-ci passe un peu trop bas sur la lèvre postérieure. Cela peut avoir un inconvénient. On risque de ne pas ouvrir rapidement le cul-de-sac péritonéal, de le refouler, d'aller trop en arrière, de filer le long de la face antérieure du rectum, de produire un décollement plus ou moins considérable sans atteindre le but utile, c'est-à-dire sans ouvrir le cul-de-sac recto-utérin. Dans tous les cas, il y a là une perte de temps.

B). L'incision circulaire est moins avantageuse que l'incision oblique que je vais indiquer, parce que l'ouverture faite au vagin est forcément moins large; par suite, l'utérus aura moins de facilité pour basculer, de même que l'exploration du bassin par le cul-de-sac postérieur sera moins aisée. En effet, à cause de la présence de la vessie en avant, on est obligé de rester relativement près de l'orifice externe. Si l'incision circulaire est tracée à un centimètre et demi, l'ouverture que l'on fera au vagin ne sera pas aussi large que si l'on pratiquait l'incision elliptique.

L'utérus est abaissé. Le col est tiré en haut et en avant, de façon à bien étaler le cul-de-sac postérieur du vagin.

L'incision devra commencer en arrière du col, loin de l'orifice externe, au-dessus de l'insertion vaginale, un peu plus haut que la ligne dentelée et blanchâtre que l'on voit assez souvent sur la partie supérieure de la lèvre postérieure.

Deux coups de ciseaux permettront de faire une incision transversale de deux centimètres et demi environ.

L'instrument ne sera pas dirigé exactement dans l'axe du vagin, mais obliquement, de telle façon que la pointe aille butter sur la portion sus-vaginale du col. On ouvrira donc le vagin non pas en orientant l'instrument parallèlement à la face postérieure de l'utérus, mais en menaçant la face postérieure de la matrice. Il est rare qu'il y ait un vaisseau qui saigne assez abondamment pour nécessiter la mise en place d'une pince à forcipressure sur la tranche vaginale.

Comme le péritoine descend sur la paroi vaginale postérieure, il arrive assez souvent que du premier coup on coupe.

et le vagin et la séreuse. Le cul-de-sac postérieur se trouve ainsi ouvert.

Dans d'autres cas, le vagin seul a été sectionné.

En regardant à travers la plaie, on peut reconnaître le péritoine.

Si on ne le voit pas, on met l'index dans la plaie, la pulpe en avant, sur la face postérieure de l'utérus; on sent nettement le double feuillet séreux qui glisse l'un sur l'autre. (Il va sans dire que l'on n'a pas les mêmes sensations quand il existe de la paramétrite, des adhérences, etc.).

Une pince saisit le cul-de-sac et d'un coup de ciseaux on pratique une boutonnière dans le péritoine.

L'index est glissé dans l'ouverture et on constate qu'on est bien dans le péritoine (on sent et on peut voir soit une anse d'intestin, soit l'ovaire, etc.). Immédiatement la boutonnière péritonéale est agrandie transversalement avec les doigts ou à l'aide d'une valve.

Il faut insister sur la large ouverture du péritoine qui est toujours très utile.

A travers la plaie vagino-péritonéale, on pratique l'exploration du petit bassin. On a soin d'abaisser au maximum l'utérus. Si — par suite de l'abaissement du col — l'incision est près de la vulve, si le péritoine est bien ouvert, si le vagin est large, cette exploration peut être utile.

Il n'est pas indispensable que le cul-de-sac recto-utérin soit ouvert, avant de parachever l'incision autour du col.

Quittant le cul-de-sac postérieur du vagin on passe en avant du col. Les pinces sont tirées en bas et en avant et on a sous les yeux l'insertion vaginale antérieure à un centimètre et demi de l'orifice externe; on fait (fig. 4 A, page 85) une incision transversale (avec les ciseaux ou le bistouri) qui ménagera, bien entendu, la vessie. L'extrémité de l'incision transversale antérieure (fig. O A) empiète un peu sur le flanc du col.

La pince gauche O, par exemple, est tirée à droite ; les écarteurs mettent bien à découvert le côté latéral gauche

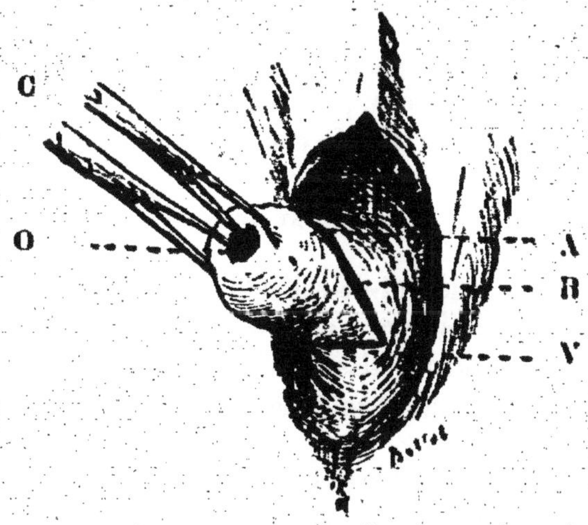

FIGURE O. — *Tracé de l'incision oblique. On voit le flanc gauche du col abaissé.* — Les deux pinces tirent l'orifice externe O en avant, à droite et presque horizontalement. A Point de rencontre de l'incision antérieure transversale et de l'incision très oblique B qui longe le flanc gauche du col et qui va aboutir à l'extrémité gauche de l'incision transversale V du cul-de-sac postérieur.

du col ; on voit bien l'extrémité gauche de l'incision postérieure et l'extrémité correspondante A de l'incision antérieure. En deux ou trois coups de ciseaux on pratique une incision qui réunit les deux premières. L'incision latérale B se dirige très obliquement d'avant en arrière et de haut en bas.

On peut avec un bistouri faire plus élégamment l'incision elliptique. Le col étant tiré à gauche et un peu tordu de façon à faire voir presque la face postérieure, on commence l'incision le plus loin possible en arrière sur le flanc droit. Le bistouri remonte obliquement, de façon à arriver en avant à un centimètre et demi environ de l'orifice externe. Les tissus sont coupés transversalement en avant, puis obliquement en bas et en arrière pour atteindre le cul-de-sac postérieur. Enfin, une incision transversale postérieure, faite au-dessus de la ligne festonnée que j'ai indiquée, complète l'incision elliptique.

Je trouve, pour ma part, cette manière de faire, qui est plus classique, plus élégante, plus chirurgicale si l'on veut, inférieure à l'incision pratiquée comme il a été dit plus haut.

ISOLEMENT DU COL.

En arrière, si le cul-de-sac n'a pas déjà été ouvert, on repousse les tissus avec l'extrémité unguéale de l'index, la pulpe collée contre le tissu utérin. On voit bientôt le péritoine ou on le sent. Il suffit de l'inciser (voir fig. 5.) et de l'ouvrir largement.

En avant les manœuvres doivent être faites avec plus de prudence qu'en arrière. En effet le cul-de-sac postérieur descend bas, complète sur le vagin ; le rectum, quand il n'y a pas d'adhérences, est relativement éloigné de la zone opératoire.

En avant la vessie est menacée dans le temps du décollement de l'utérus. Les uretères viennent obliquement s'ouvrir dans la vessie. On doit les éviter soigneusement.

Pour ménager la vessie et les uretères, il faut que l'index trouve le plan de clivage, rase la face antérieure du parenchyme utérin. On ne doit pas s'égarer dans le tissu de la matrice. On n'aboutirait qu'à se créer des difficultés, et à ouvrir la cavité utérine.

L'extrémité unguéale de l'index repousse donc le tissu cellulaire vésico-utérin, gratte l'utérus sur la face antérieure du col et un peu sur les parties latérales. Il suffira que les

parties latérales soient nettement dégagées, nettement
sectionnées et que la lèvre supérieure de l'incision soit
refoulée par en haut de un centimètre environ. Mais en avant
le refoulement doit être poussé plus à fond.

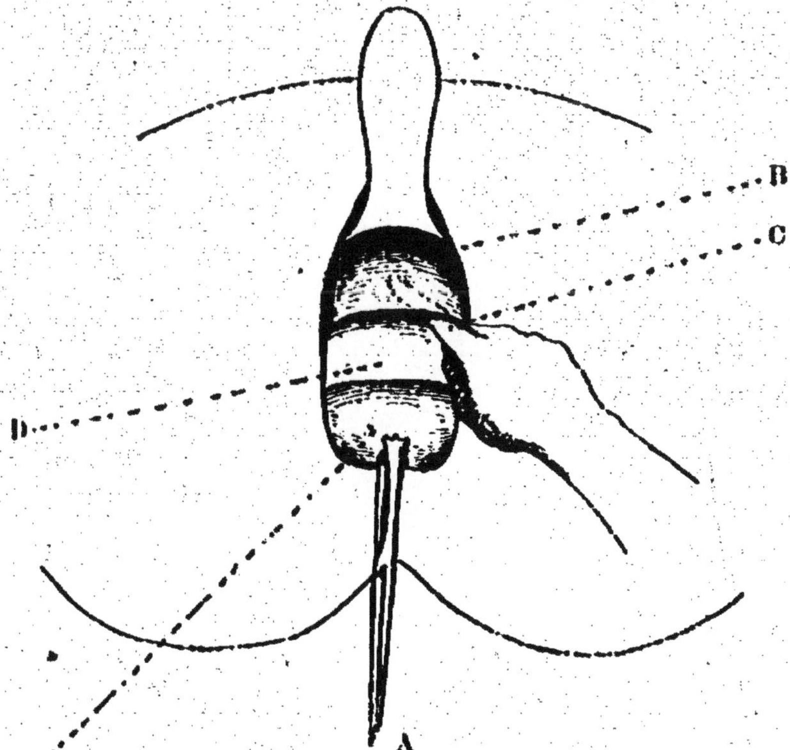

FIGURE 7. — *Col extériorisé*. — A Pince de Museux abaissant le col. —
B Paroi vésico-vaginale. — C Doigt en train de séparer l'utérus de la vessie. —
D Face antérieure de l'utérus. — E Portion inférieure du col, limitée en haut
par le tracé de l'incision circulaire.

Une petite valve (fig. 3), est placée obliquement sous le
lambeau vésical ; l'extrémité de l'instrument qui soulève le
réservoir urinaire, butte obliquement contre le tissu cervical,

dans l'angle supérieur du décollement. Avec des ciseaux on libère la face antérieure du col des tractus celluleux qui empêchent le décollement de se faire. Il faut couper le tissu cellulaire, sous le contrôle des yeux, au ras du tissu utérin. Parfois, un ou deux petits vaisseaux sont sectionnés, le jet de sang nécessite la pose d'une pince hémostatique ; quelquefois il est nécessaire d'en poser deux ou trois.

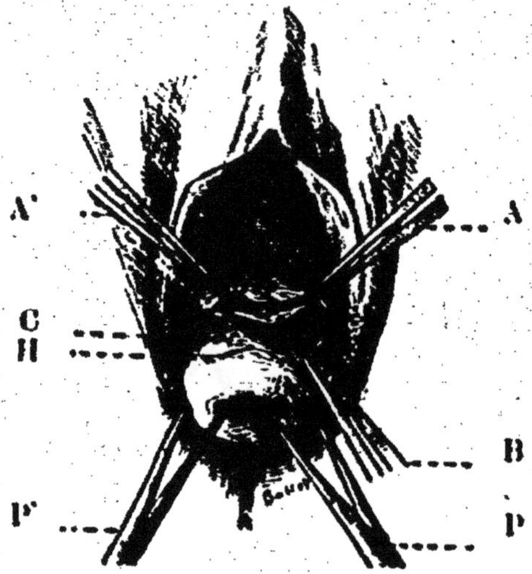

FIGURE 8. — *Ouverture du cul-de-sac péritonéal vésico-utérin.* — Pinces P et P' abaissant le col. H Lèvre inférieure de l'incision vaginale. La pince à griffes B amène au dehors le cul-de-sac péritonéal vésico-utérin que l'instrument a d'abord saisi dans la profondeur entre l'utérus et la vessie.

La petite valve doit être manœuvrée avec précaution et intelligence. Elle doit soulever la vessie, la mettre à l'abri de l'action des instruments et cependant il ne faut pas qu'elle gêne le travail de l'index qui s'insinue plus haut, sous la valve, en grattant de l'ongle le tissu utérin. Au besoin une sonde introduite dans la vessie guidera le travail du doigt. Cette manœuvre n'est que rarement utile.

Progressivement et après quelques libérations avec les ciseaux prudemment maniés, la pointe basse manœuvrant contre la face antérieure de l'utérus, on parvient souvent à voir ou même à sentir le cul-de-sac vésico-utérin qui glisse sur la face antérieure de l'utérus.

On saisit la séreuse avec une pince à griffes (fig. 8), et l'on y pratique une ouverture soit avec un bistouri ou mieux avec des ciseaux. L'ouverture du péritoine faite méthodiquement n'a pas l'importance qu'on lui attribuait jadis. Si la séreuse se présente, on l'ouvre; si elle se dérobe, on ne s'acharnera pas à la chercher pour l'inciser.

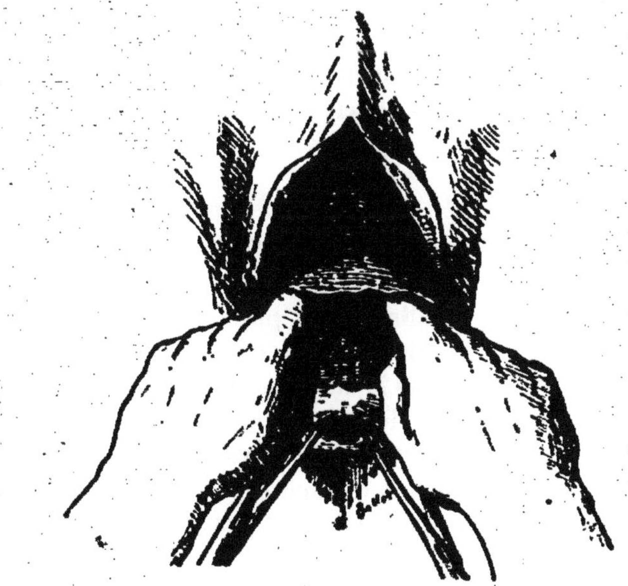

FIGURE 9. — *Agrandissement de l'incision du cul-de-sac vésico-utérin.* — Les deux index introduits dans la cavité péritonéale à travers l'incision faite au cul-de-sac antérieur, élargissent de dedans en dehors l'ouverture faite à la séreuse.

La boutonnière péritonéale doit être agrandie largement (fig. 9), soit avec les doigts, soit par l'introduction d'une valve. On s'assurera que la séreuse est ouverte sur une grande étendue transversale : constatation d'autant plus importante qu'elle donne une réelle sécurité à l'opérateur. En effet, les manœuvres subséquentes seront favorisées et deviendront plus faciles ; en outre, le soulèvement du lambeau supérieur, qui comprend la vessie, à l'aide d'une grande valve, éloigne beaucoup les uretères du champ opératoire.

Si l'intestin ou l'epiploon apparaît, on le repousse avec une petite éponge ou un morceau d'ouate placé à l'extrémité d'une pince.

Les manœuvres de décollement ont eu lieu en avant de l'utérus. Les ciseaux n'ont pas attaqué les parties latérales de la matrice. Il faut, en effet, respecter avec un soin jaloux la zone vasculaire. Si l'on observe scrupuleusement ce précepte, on ne sera ni troublé ni arrêté par aucune hémorragie de quelque importance.

BASCULE DE L'UTÉRUS EN AVANT. EXTÉRIORISATION DE L'UTÉRUS.

Si l'utérus est petit, mobile, il est parfois facile de faire passer les cornes et le fond de l'utérus, sous le lambeau vésico-vaginal soulevé, dans la cavité vaginale.

A l'aide d'un ou de deux doigt passés au-dessous du lambeau vésico-vaginal (fig. 10), la face palmaire tournée en avant, on arrive à accrocher le fond de la matrice, à produire sa bascule en avant, en la faisant passer au-dessous du lambeau vésico-vaginal.

Il n'est pas toujours aisé d'arriver à ce résultat. Le plus souvent il est nécessaire de saisir le tissu utérin vers la ligne médiane avec une pince qu'on tire en bas et en avant. Une nouvelle pince est placée plus haut sur la face antérieure de l'utérus. Une traction modérée amène l'abaissement de cette face. Une troisième pince est parfois nécessaire. Enfin le fond de l'utérus finit par apparaître, en s'engageant sous le lambeau vaginal.

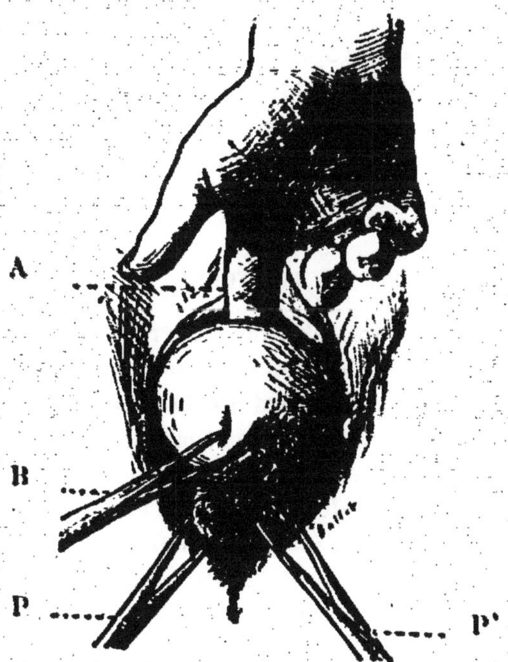

FIGURE 10. — *Extériorisation du corps de l'utérus en avant.* — Les deux pinces P et P' posées sur le col, le maintiennent au dehors. Une pince B placée sur la face antérieure du corps attire en avant le fond de l'utérus. L'index A s'insinue dans l'ouverture faite au cul-de-sac péritonéal antérieur et passe derrière l'utérus.

HÉMOSTASE ET PÉDICULISATION DES ANNEXES.

L'ablation des annexes n'est pas toujours indiquée. Il ne faut enlever l'ovaire et la trompe que s'ils sont altérés, comme on le verra plus loin.

On commence, si on l'aime mieux, par attaquer le côté gauche.

L'utérus est attiré à droite, à l'aide des pinces placées et laissées sur le col et d'une pince qui a accroché la face antérieure du corps de l'utérus.

L'index gauche de l'opérateur, introduit de haut en bas, passe derrière le ligament large gauche tendu qui se présente non loin de la vulve. La phalangette apparait au-dessous de la partie inférieure du ligament large qui se trouve ainsi compris dans la face palmaire de l'index gauche recourbé en crochet.

LIGATURES

Un porte-fil traverse d'avant en arrière le ligament large à l'union de son tiers moyen et de son tiers supérieur, à deux ou trois centimètres du bord utérin. L'instrument qui porte un double fil apparait derrière et puis au-dessus du ligament large, en avant des organes génitaux externes. Le porte-fil est retiré. On a un fil double A B. On le sectionne. On croise les deux fils et on noue les deux chefs de l'un des fils, de telle sorte que la partie supérieure du ligament large se trouve liée (voir figure suivante 11 A A'). Les vaisseaux utéro-ovariens sont compris dans la ligature. Un chef du fil qui reste est laissé sur le pubis, (chef supérieur B) l'autre chef tombe devant le ligament large (chef inférieur B').

Le porte-fil chargé d'un nouveau fil *simple* traverse le ligament large à l'union du tiers inférieur et du tiers moyen, d'avant en arrière, c'est-à-dire de la face antérieure du ligament vers le vagin et sort au-dessous du ligament large, en passant en avant de la fourchette. Le chef C du fil C'C qui vient de traverser le ligament large est tiré par en bas, après qu'on a eu soin de le faire sortir du chas du porte-fil. *Le porte-fil D, quoique désenfilé, n'est pas retiré de l'ouverture faite dans le ligament.* Il reste en place. La situation est la suivante :

On a un fil CC' (figure 11) qui embrasse le tiers inférieur du ligament large. Le tiers supérieur est lié A A' (figure 12). Il reste à assurer l'hémostase du tiers moyen.

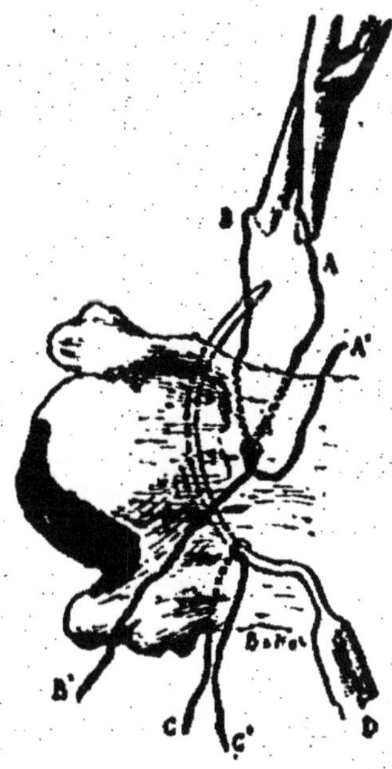

FIGURE 11.

Le porte-fil dont le chas apparaît à la partie inférieure du ligament large subit un mouvement de bascule, *sans quitter l'ouverture faite à l'union du tiers moyen et du tiers inférieur du ligament.* L'extrémité supérieure de l'instrument chemine derrière le ligament large et se montre au-dessus de lui, en avant du pubis.

Le chef supérieur B (figure 11), du fil non noué et laissé sur le pubis est alors passé dans le chas du porte-fil

7

qui est finalement tiré en avant et dégagé du ligament
large.

Le tiers moyen du ligament se trouve donc étreint par le
fil B' dont on voit un des chefs et l'autre B qui vient d'être
ramené en avant par le porte-fil.

Le chef B du fil moyen est croisé avec le chef C' du fil
inférieur. Il ne reste plus qu'à couper la partie supérieure du

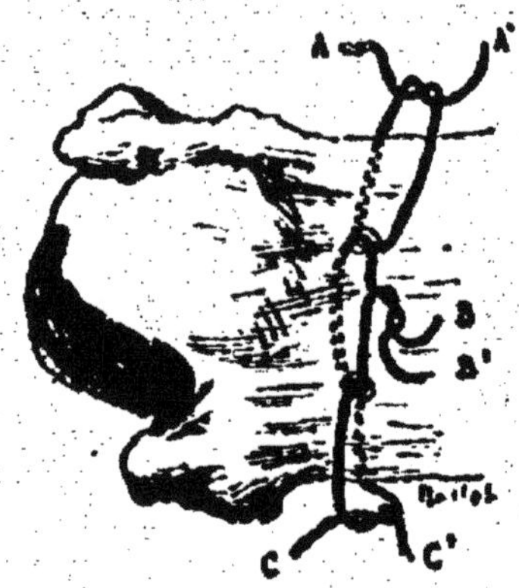

FIGURE 12

ligament large entre la ligature et l'utérus. On serre ensuite
le fil moyen B B' (figure 12). On sectionne les tissus en dehors
de la matrice et on lie enfin C C' le tiers inférieur du ligament
large. On détache cette portion ligamenteuse de l'utérus qui
se trouve libéré de ses attaches latérales à gauche.

On aura soin de couper les tissus à un bon centimètre environ des bords de l'utérus et, par suite, de faire au préalable les
ligatures loin de l'utérus, à un centimètre et quart environ,
si c'est d'un cancer utérin qu'il s'agit. Quand l'utérus est
renversé en avant et la vessie relevée à l'aide d'une valve,
les uretères se trouvent relativement très éloignés des bords
de l'utérus.

Il faut passer à l'hémostase du ligament large droit. Ce temps est plus aisé. L'utérus étant désinserré d'un côté, les manœuvres sont facilitées : la matrice est dans la main de l'opérateur ; le ligament large droit se trouve beaucoup plus accessible du fait de l'abaissement maximum imprimé à l'organe et de la désobstruction de la vulve.

On posera les ligatures comme précédemment, avec cette différence que le porte-aiguille sera enfoncé de dedans en dehors, de la face postérieure vers la face antérieure devenue externe.

L'utérus étant déjà extériorisé, on peut le fendre d'avant en arrière sur la ligne médiane, à la manière de Müller, pour faciliter le placement des ligatures des ligaments larges.

Si l'intestin ou l'épiploon vient à apparaître, on le refoulera à l'aide d'une éponge montée.

Les pinces qui ont pu être placées sur les vaisseaux de la tranche utérine, sont enlevées et remplacées au besoin par des ligatures.

On peut se dispenser de faire des sutures pour fermer la brèche vaginale. La réunion se fait très bien et très vite.

Pour obéir à certaines indications ou pour se libérer de quelques craintes d'infection, on suture l'ouverture vaginale.

Une aiguille est enfoncée dans la partie inférieure du lambeau vésico-vaginal et va ensuite accrocher le lambeau vaginal postérieur dans un point symétrique. On passe ainsi trois ou quatre catguts, crins de Florence ou soies.

Est-il nécessaire de fermer séparément le péritoine ? Cela n'a aucune importance.

Si l'on n'a pas suturé le vagin, on glisse une gaze stérilisée au niveau de la brèche vaginale. Des gazes iodoformées ou simplement stérilisées sont placées au-dessus de l'incision vaginale.

Une sonde à demeure est mise dans la vessie. Si on a une

garde qui soit digne de confiance, on ne mettra pas de sonde à demeure. Le cathétérisme vésical sera pratiqué toutes les trois heures.

Procédé d'hémostase préventive et définitive par pincements successifs de bas en haut.

L'utérus est abaissé à l'aide de deux pinces à deux dents. La première se place sur la lèvre antérieure. Un des mors pénètre dans la cavité cervicale, l'autre entre dans le parenchyme, sur la ligne médiane. On met la seconde pince au milieu de la face postérieure et d'une façon symétrique à la précédente.

L'incision autour du col se fait suivant un des procédés déjà indiqués, soit au bistouri soit avec des ciseaux.

L'incision peut être tout à fait circulaire et passer à un centimètre et demi environ au-dessus de l'orifice externe.

Il vaut mieux pratiquer une incision elliptique passant en avant à un centimètre et demi environ au-dessus de l'orifice externe et beaucoup plus haut en arrière. (Voir page 89.)

On ouvre le cul-de-sac postérieur et on incise le cul-de-sac antérieur avec les précautions déjà indiquées.

La matrice est bien abaissée. On prend une pince longuette et on la pose de bas en haut sur la base d'un des ligaments larges, collée contre le flanc correspondant du col, tandis qu'une valve placée dans le cul-de-sac péritonéal vésico-utérin soulève la vessie.

Les tissus sont sectionnés en dedans de la pince.

On répète la manœuvre de l'autre côté : placement d'une pince longuette et section en dedans.

Ainsi débarassé de la base des ligaments larges à droite et à gauche, le col, battant comme une verge, s'allonge sous l'influence de la traction et l'utérus descend.

Les deux pinces avec les pédicules compris entre leurs mors s'éloignent de l'utérus et permettent de voir les parties des ligaments larges situées au-dessus de la section.

Avec une autre pince-longuette on saisit d'un côté la portion du ligament large immédiatement sus-jacente. La tranche de tissus qui doit être forcipressurée pénètre entre les mors de l'instrument tenu largement ouvert et on pousse la pince dans la profondeur, de façon à remonter assez haut et à étreindre une bonne portion du ligament large. La pince est serrée. On coupe en dedans de l'instrument.

La manœuvre se répète successivement à droite et à gauche jusqu'à ce que l'utérus, de plus en plus abaissé sous l'influence des tractions, soit complètement détaché de ses ligaments larges.

Généralement, on laisse les pinces à demeure.

On peut les remplacer par des ligatures. C'est la pratique ancienne de Péan ; c'est celle que recommande Jacobs depuis peu de temps.

Procédé de Martin ([1]).

« Après avoir soigneusement désinfecté le vagin et évacué le contenu de l'intestin, on endort la femme dans le décubitus dorso-sacré ; la voûte vaginale est découverte au moyen de spéculums univalves et de dépresseurs du vagin ; le col, saisi à sa partie postérieure par des pinces à mors, est attiré autant que possible en avant vers la symphyse pubienne. Cette manœuvre produit une tension du cul-de-sac postérieur telle qu'on peut facilement voir l'insertion utérine du vagin. J'incise alors cette insertion dans toute sa largeur aussi loin que possible, afin de pénétrer au plus tôt dans l'espace de

[1] *Traité clinique des maladies des femmes*, par A. Martin. Traduction française. Paris, 1889, p. 443, 449.

Douglas. Lorsque la connexion du col avec la voûte vaginale est peu étendue, cet espace est ouvert dès le premier coup de bistouri. Au contraire, si la masse de tissu est plus considérable, la progression du couteau peut devenir d'autant plus pénible et plus difficile qu'on sera obligé d'aller plus avant pour atteindre la limite de la connexion. Le cul-de-sac de Douglas une fois ouvert, j'élargis l'ouverture de façon à ce qu'elle laisse pénétrer l'indicateur de la main gauche, et je suture à l'aide d'une aiguille très courbe le bord vaginal de la plaie sur toute la largeur de la section.

L'aiguille est enfoncée à travers la voûte vaginale le long de l'indicateur qui se trouve du côté péritonéal ; elle embrasse la séreuse et ressort dans le vagin à un centimètre environ du trou d'entrée. J'ai besoin, en général, de quatre à cinq de ces sutures pour réunir intimement le péritoine qui tapisse l'espace de Douglas avec le vagin et empêcher toute hémorragie à ce niveau. En regard de ces sutures, dans le cas où l'utérus saigne fortement, je traverse la surface de section utérine avec une forte aiguille, une seule, qui me sert dans la suite pour imprimer les mouvements voulus à l'organe. Ce n'est que lorsque l'hémostase est complète que l'on continue l'opération.

Lorsque l'ouverture du cul-de-sac de Douglas rencontre des difficultés et que l'hémorragie est abondante, je suture la large surface saignante au conduit vaginal, même avant que le cul-de-sac ne soit ouvert ; et je pénètre plus avant dans la profondeur le long de la paroi postérieure du col, en détournant à l'aide de la pince les masses de tissu incisées. Le péritoine apparaît sous l'aspect d'une fine membrane transparente, derrière laquelle se trouve parfois une petite quantité de liquide. Le cul-de-sac une fois ouvert, on fait la réunion du péritoine au vagin sur toute l'étendue du plancher de Douglas, absolument de la même façon que précédemment.

Encore une fois, il faut que l'hémostase soit complète après ce premier temps de l'opération, avant de passer aux autres.

Ceci fait, je suture le plancher des ligaments larges au moyen de grosses aiguilles garnies de fils doubles que je fais pénétrer à travers la voûte vaginale vers la portion des parties latérales de l'espace de Douglas que le doigt introduit dans cet espace refoule en avant. Il faut que ces fils-là aussi réunissent le péritoine et le cul-de-sac du vagin.

Il n'est pas toujours possible de faire émerger l'aiguille à travers la paroi du vagin, sans lui faire traverser d'abord le péritoine. Dans ce cas, je protège du doigt la pointe de l'instrument, et je la fais ressortir à travers la fente béante du cul-de-sac vaginal postérieur ; tandis que, d'une main, je tiens encore l'œillet, je saisis la pointe de l'autre armée d'un porte- aiguille. A ce moment je lâche le porte-aiguille qui tient l'œillet et je tire sur le second ; de cette façon, mon aiguille traverse toute l'épaisseur du plancher qu'elle retraverse, de dedans en dehors cette fois, à un centimètre environ du trou d'entrée, toujours guidée par le doigt indicateur. Ces fils doivent être serrés fortement ; en général, j'en pose trois de chaque côté, avec lesquels je rapproche exactement le plancher pelvien et le vagin jusqu'au niveau de la surface antérieure du col. Grâce à cette réunion les vaisseaux afférents se trouvent ligaturés, avant leur section, d'une façon tout à fait certaine.

L'énucléation du col hors du plancher pelvien jusqu'à la périphérie antérieure, et la ligature, en cas de besoin, de cette dernière, s'exécutent souvent sans aucune perte de sang. On fait progresser le bistouri directement le long du col jusqu'à ce que celui-ci soit mis à nu des deux côtés et sur toute sa longueur, c'est-à-dire jusqu'au niveau du corps. Dès que l'hémostase est complète, on incise la périphérie antérieure en ayant soin d'attirer fortement l'utérus en arrière et de tendre en avant le cul-de-sac. Je dissocie les attaches cervico-vésicales avec les ongles, aussi loin que je les rencontre sous le doigt. L'étendue de ces attaches est d'ailleurs aussi variable que les connexions du col avec le cul-de-sac postérieur du vagin ; je les ai rencontrées n'ayant qu'un centimètre de largeur ; dans d'autres cas, elles en avaient cinq et davantage. Il faut parfois recourir à l'instrument tranchant pour détacher les adhérences trop résistantes. Quoiqu'il en soit, il faudra suturer tout de suite et aussi exactement que possible la surface de dissociation avec la paroi vaginale, à l'aide de petites aiguilles qui embrassent la totalité des tissus en passant immédiatement sous la surface de la plaie regardant la vessie. En général, quatre points de suture suffisent pour l'hémostase et la restauration de la continuité des bords de l'ouverture située dans le cul-de-sac du vagin.

Dès que le sang est arrêté, j'explore à nouveau la région postérieure de l'utérus pour me renseigner sur le volume et la mobilité de ce dernier. Puis, avec une pince de Museux, je le saisis par sa lèvre postérieure et je l'attire fortement en avant. On introduit dans l'espace de Douglas un spéculum de Simon ou un écarteur qui empêche le fond utérin qui descend de se trouver étranglé au-dessus du bord postérieur de la plaie. Au moyen des pinces de Museux, saisissant la matrice à des niveaux de plus en plus profonds, j'amène la paroi postérieure du col et le fond dans l'ouverture créée. Si l'organe est mobile et pas trop volumineux, l'extraction en est aisée ; s'il est large et de grandes dimensions, ce temps de l'opération peut devenir extrêmement difficile. La manœuvre est parfois facilitée par le refoulement du col derrière la symphyse pubienne ; dans d'autres cas, j'introduis dans le corps l'instrument et j'attire l'utérus dans la plaie à l'aide de cet appareil.

Cette introduction peut être entravée par l'étroitesse du canal cervical; on y remédie au moyen de la discision. J'évite autant que possible de me servir de cet instrument, parce qu'habituellement son emploi amène la perforation de la paroi postérieure de la matrice et par conséquent le contact du contenu de l'organe avec la surface saignante.

Lorsque le fond de l'utérus apparaît le premier, il descend volontiers jusqu'au dehors de l'orifice vaginal, pour peu que ses attaches avec le plancher pelvien soient suffisamment disséquées. Sinon, l'extirpation rencontre certaines difficultés que l'on supprime à l'aide des ciseaux ou du bistouri.

L'extraction ultérieure de l'utérus ainsi inversé est quelquefois pénible, en raison surtout de l'importance de l'hémostase. J'isole, dans ces cas, l'insertion des ligaments larges; je déplisse les trompes et le segment du ligament large qui les avoisine, afin de lier ce dernier en un, deux ou trois endroits différents; bien entendu, je fais cela des deux côtés avant de procéder à l'incision de l'utérus. Il reste alors encore à détacher du segment inférieur du corps une masse de tissu quelquefois très résistante; cette masse de tissu, qui, après la section de l'insertion tubaire et de celle du ligament rond, paraît d'accès très facile, est d'abord munie d'une ligature et suturée avec la lèvre de la plaie vaginale (tout d'abord du côté gauche) avant d'être incisée (¹). La séparation d'avec l'excavation vésico-utérine se fait aisément, si l'on a soin de se tenir avec le bistouri ou les ciseaux constamment près de la matrice. Dans ces cas aussi, je suture volontiers le péritoine au vagin, avant de terminer l'extirpation et de permettre à la séreuse de se dérober à ma surveillance.

En dernier lieu, la plupart du temps à droite, on procède à l'excision du moignon du ligament large. Ici encore c'est la

<hr>

(¹) Duvelius, *Centralbl. f. gyn.* 1885, n° 48.

suture qui assurera l'hémostase et la fixation du moignon avant l'extirpation complète de l'utérus.

Ce n'est que très rarement que des anses intestinales pénètrent dans le champ opératoire ou même vous tombent sous les yeux. Gênent-elles, j'applique une éponge sous elles et les préserve ainsi de toute lésion.

Les ovaires et les trompes tombent souvent dans la plaie, même lorsque ces organes sont fortement augmentés de volume ; dans ce cas, j'en fais la ligature sans peine et je les enlève avec le reste.

Jusqu'à ce stade de l'opération, l'irrigation continue avec une solution très faible d'acide phénique suffit pour le lavage de la plaie. A partir de ce moment seulement, j'emploie deux ou trois petites éponges montées sur de longues pinces à mors pour nettoyer le plancher du cul-de-sac de Douglas et inspecter les lèvres de la plaie au moyen de pressions exercées avec ces éponges de dedans en dehors du cul-de-sac.

Jamais je n'ai vu d'hémorragies consécutives graves à la suite d'extirpation de l'utérus.

Je combats la moindre petite hémorragie à l'aide de sutures posées après coup ; puis j'introduis dans l'espace de Douglas un drain muni d'un arrêt transversal et, après m'être rendu compte de l'état de la vessie, au moyen du cathéter, j'arrive au dernier temps de l'opération. Je replie le tube à drainage dans l'intérieur du vagin dont l'orifice, largement béant à cause de la longue dilatation qu'il a eu à subir, est clos au moyen d'un épais tampon d'ouate. »

Procédé de Doyen.

Hémisection de la paroi utérine antérieure.

Tous les temps jusqu'à l'ouverture des culs-de-sac péri-tonéaux doivent être exécutés comme il a été dit plus haut. (voir page 82 jusqu'à page 81).

Le cul-de-sac péritonéal postérieur doit être ouvert systé-matiquement; quant au cul-de-sac vésico-utérin s'il ne se présente pas du premier coup, il n'y a pas lieu de prendre du temps dans des tentatives inutiles et infructueuses. Ce cul-de-sac vésico-utérin va se trouver ouvert par les ma-nœuvres subséquentes.

Les pinces à traction sont tirées en bas et en avant; le lambeau vésico-vaginal est relevé avec une valve. On vérifie la direction du trajet cervico-utérin à l'aide d'un hystéro-mètre. Une des lames d'une paire de ciseaux est enfoncée dans la cavité utérine et l'autre lame s'applique sur la face antérieure de l'utérus, au niveau de la ligne médiane. Il s'agit, en effet, de fendre la paroi antérieure sur la ligne médiane. Cette section, comme il a été déjà dit, n'est accom-pagnée d'aucune hémorragie. Si, par hasard, un vaisseau vient à donner, il suffit de saisir la tranche utérine au niveau du point saignant, avec une pince à abaissement à laquelle on imprime, au besoin, un léger mouvement de torsion, en même temps qu'on tire fortement l'utérus en bas. Les deux pinces à traction placées sur l'orifice externe sont laissées en place jusqu'à la fin de l'opération. Elles seront utiles plus tard, quand il s'agira de pratiquer l'hémostase.

La paroi antérieure étant donc fendue sur une hauteur de 2 centimètres environ. On saisit chaque lèvre de l'incision avec une pince de Museux à deux dents au niveau de la

partie supérieure de la plaie (fig. 13). Les dents pénètrent
dans la cavité utérine et mordent sur la face antérieure de
l'utérus. Une autre pince semblable est mise sur l'autre lèvre

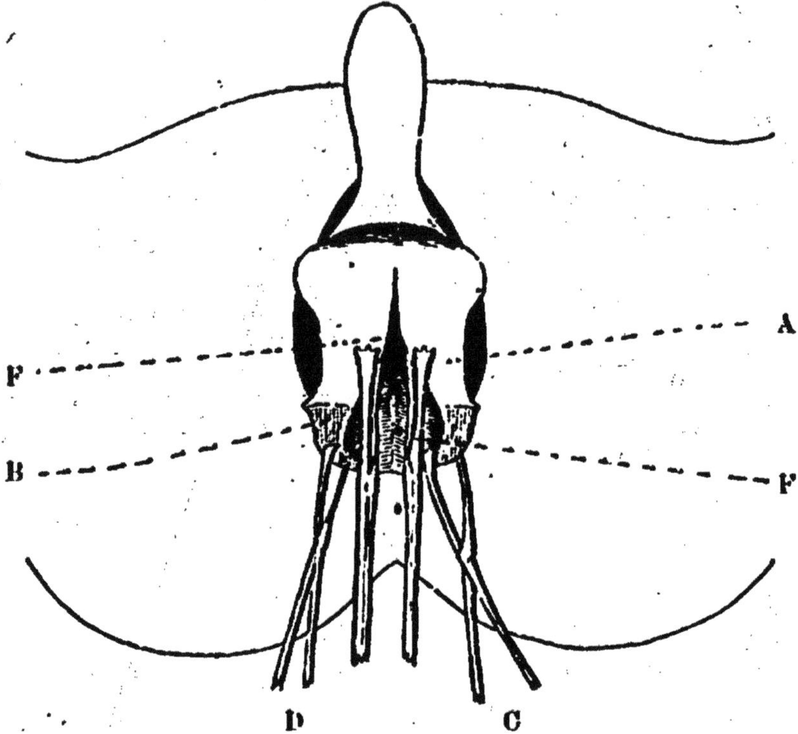

FIGURE 13. — *Hémisection*. — A. Portion droite de la face antérieure de
l'utérus. — B. Section verticale sur la partie médiane de la face antérieure.
On voit la cavité utérine. — C. et D. Pinces de Museux sur les parties latérales du col. — E. Pince de Museux posée sur le côté gauche de l'incision
médiane. — F. Partie inférieure du col recouverte de muqueuse vaginale.

dans un point symétrique. On a ainsi deux solides points
d'attache. Les pinces de Museux sont tirées en bas et en
avant, de façon à amener de plus en plus la matrice en avant

et à extérioriser le fond de l'utérus. Avec le doigt on décolle
la vessie plus haut, on ouvre le cul-de-sac péritonéal, si la
chose n'a pas été déjà faite (fig. 14). Sous l'influence de la

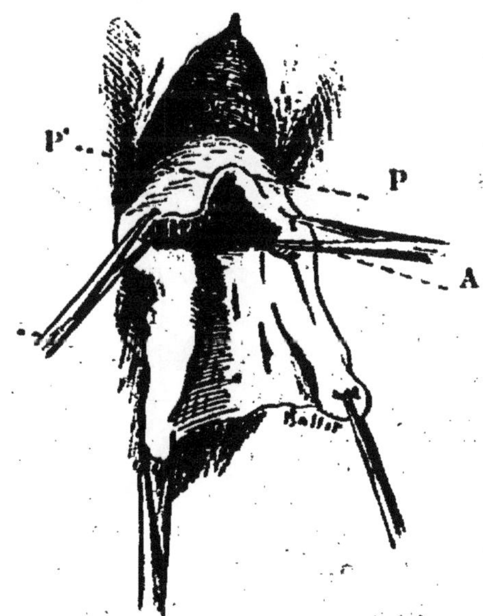

FIGURE 15. — *Section médiane.* — La cavité utérine est largement ouverte.
Les deux pinces posées sur le col, au début de l'opération, restent en place. La
pince A saisit la partie supérieure de la tranche utérine sans toucher au péritoine P, P' qui a été ouvert par la section pratiquée sur la ligne médiane de la
face antérieure de l'utérus.

traction lente, continue et assez forte, qui a été exercée à
l'aide de pinces, une nouvelle portion de l'utérus apparaît
au-dessous de la valve qui protège la vessie.

Les ciseaux coupent de nouveau la face antérieure de
l'utérus sur la ligne médiane. La section porte plus haut et
tend à gagner le fond. Souvent le cul-de-sac vésico-utérin
qui avait échappé à l'action des instruments se trouve ouvert
à l'improviste par la section médiane.

L'intestin ou l'épiploon vient-il à se montrer, on le repousse avec une petite éponge placée au bout d'une pince.

La traction est plus efficace, après la nouvelle incision. On sent que l'utérus descend et tend à se dégager. Une autre

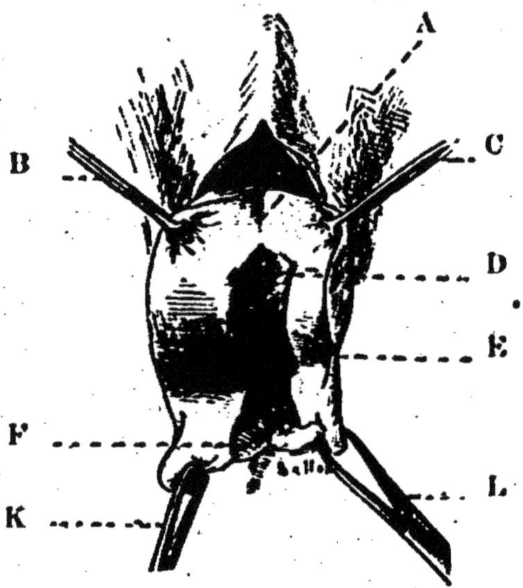

FIGURE 15. — *Hémisection de la paroi antérieure terminée.* — Les pinces K et L placées à la partie inférieure du col n'ont pas bougé. Les deux pinces supérieures B et C maintiennent le fond de l'utérus au dehors. La fente médiane se prolonge en A sur le fond de l'utérus. On voit l'extrémité supérieure D de la cavité du corps et F la partie inférieure de la cavité cervicale. Le corps fait sur le col un angle rentrant E.

pince de Museux va saisir une des lèvres de l'incision médiane aussi haut que possible; une nouvelle pince est placée sur l'autre lèvre et à la partie supérieure de l'incision. Tandis que les deux pinces supérieures restent en place, celles qui ont été posées au-dessous sont enlevées, si les pinces supérieures sont bonnes et ont des prises solides. Les pinces que l'on vient d'ôter ne peuvent, en effet, que gêner les manœuvres.

Les pinces supérieures sont tirées en bas. Le fond de l'utérus ne tarde pas à basculer, quand la matrice est petite et pas adhérente (fig. 15).

Si le fond ne vient pas, il faut continuer les mêmes manœuvres : fendre l'utérus sur la ligne médiane et poser au-dessus des dernières pinces de Museux d'autres pinces dont l'action finira par être efficace, c'est-à-dire par amener le fond de la matrice dans le vagin et au niveau de la vulve.

L'utérus est plié en deux. Il est retenu en arrière par les ligaments utéro-sacrés. Le col tend à s'enfoncer dans la profondeur du côté du cul-de-sac postérieur. C'est le corps utérin qui s'avance en avant.

Jusqu'ici il n'a pas été question de pinces à forcipressure, de pinces longuettes. En effet on n'a pas eu à s'occuper de l'hémostase. Il n'y a pas eu d'hémorragie. Si par hasard — fait rare — la section donne lieu à un écoulement de sang, on met une pince à abaissement, comme il a été dit, sur la tranche utérine qui renferme le vaisseau divisé.

EXTÉRIORISATION DES ANNEXES. PÉDICULISATION DES ANNEXES

Elle n'est ordinairement pas utile.

HÉMOSTASE

Le moment est venu de s'occuper des zones vasculaires et de pratiquer l'hémostase.

On tire sur l'utérus de façon à l'amener au dehors, aussi bas qu'il sera possible, sans toutefois dépasser une certaine limite dans les efforts de traction, de crainte d'amener une déchirure et en particulier celle des vaisseaux utéro-ovariens. La traction se fait par l'intermédiaire des pinces à traction laissées sur le col et par celle des pinces de Museux placée sur le fond de l'utérus.

Si l'on veut tout d'abord attaquer le ligament large gauche, on aura soin d'exercer les tractions non seulement en avant et un peu en bas mais obliquement du côté droit. Grâce à cette manœuvre, le côté gauche se trouve plus libre (fig. 10), le ligament large gauche apparaît ou du moins est plus accessible et plus tendu. L'index gauche est passé derrière la partie interne de ce ligament. La face palmaire de ce doigt disposé en crochet s'insinue dans le vagin par la partie supérieure et sort au-dessous du même ligament, au niveau du périnée. L'index peut être insinué de bas en haut, du périnée vers la partie supérieure du ligament large. La face palmaire du doigt regarde l'opérateur. Un aide écarte la grande et la petite lèvres gauches pour éviter qu'elles ne soient pincées.

L'index embrasse donc toute la face postérieure du ligament et montre le chemin que devra suivre la pince. De plus il met l'intestin et l'épiploon à l'abri de tout pincement. En outre, la valve supérieure est maintenue invariablement jusqu'à la fin de l'hémostase au-dessous de la vessie qu'elle soulève et qu'elle protège ainsi que les uretères.

On prend alors la forte et longue pince (fig. 10 E) de Doyen et on l'introduit *de haut en bas*, du pubis vers le périnée, de façon à étreindre le ligament large d'un côté dans toute sa hauteur. Un mors est glissé le long du doigt placé en crochet derrière le ligament large, tandis que l'autre mors est placé sur la face antérieure du même ligament. Cette pince, très puissante est placée au ras de l'utérus. Son extrémité inférieure dépasse un peu la partie la plus inférieure du ligament large. Il faut avoir bien soin de s'assurer que tout le ligament est étreint et que la partie inférieure n'a pas glissé au moment où l'instrument a été fermé, comme la chose arrive parfois. Si en effet, une portion ligamenteuse s'échappe, on risque de faire une hémostase incomplète. La base du ligament large contient des vaisseaux importants.

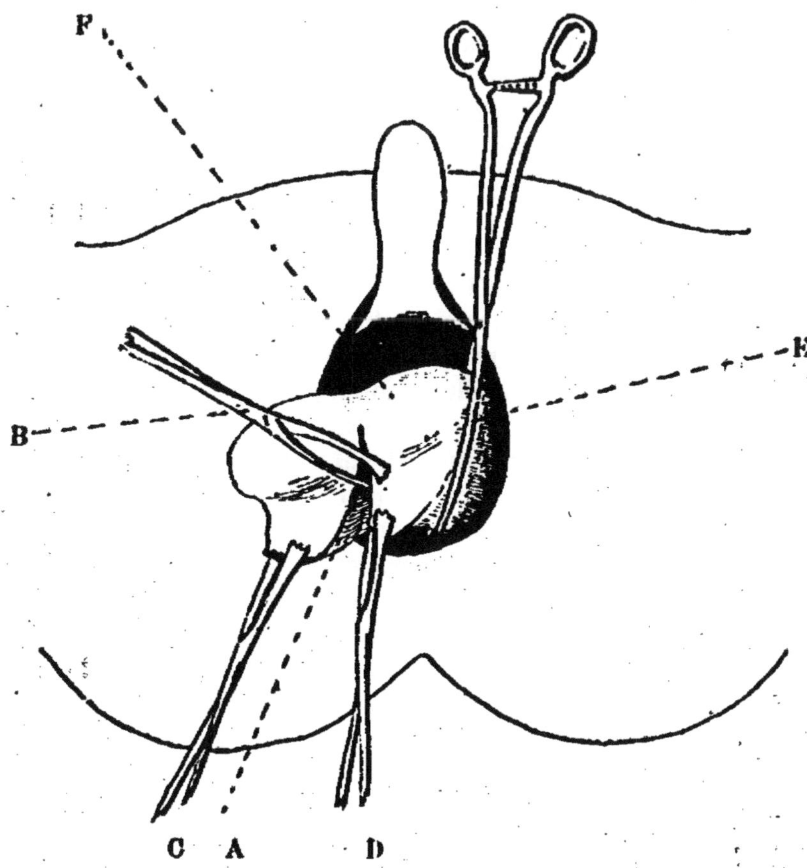

FIGURE 16. — *Placement de la grande pince sur le ligament large gauche.* — A. Cavité cervicale vue après la fente médiane verticale antérieure. — B. Pince de Museux tirant l'utérus à droite et en haut pour dégager le ligament large gauche. — C et D Pinces de Museux laissées à demeure sur les parties latérales du col. — E Longue pince posée sur le ligament large gauche. — F Fond de l'utérus.

La pince est serrée au dernier cran. On s'assure une dernière fois que tout le ligament, et que rien que le ligament, est étreint par l'instrument.

Une seconde pince (¹) moins forte mais à mors aussi longs, est introduite de la même façon, c'est-à-dire de haut en bas et placée le long et *en dehors* de la précédente. Cette dernière pince dite *de sûreté*, qui comprime aussi la totalité du ligament large, a pour but d'assurer l'hémostase dans le cas où la pince E viendrait à glisser après la section du ligament large.

La pince E et la supplémentaire étant bien posées et bien serrées, on coupe les tissus en dedans de la pince la plus interne, entre l'utérus et celle-ci. Si l'hémostase a été bien faite, il ne s'écoule pas une goutte de sang.

On fait décrire à la pince un arc de cercle assez grand en portant en bas, dans la direction du périnée, les anneaux qui sont verticalement placés. On a soin, au préalable, de dégager l'extrémité de l'instrument qui butte souvent contre le périnée, afin de permettre à la pince de se déplacer et à la pointe de l'instrument de remonter dans le vagin.

Par suite du mouvement imprimé à la pince, le ligament large subit une torsion. Sa base est portée en haut tandis que son extrémité supérieure se trouve placée plus bas, condition favorable à l'hémostase par suite de la torsion des vaisseaux. En outre, la pointe de la pince ne s'enfonce pas trop dans la cavité péritonéale et ne menace ni les intestins ni la vessie.

(¹) Quand l'utérus est bien extériorisé et la vessie relevée avec une valve, l'uretère se trouve très loin du bord utérin. Au cours de mes expériences cadavériques, j'ai constaté que l'on pourrait placer trois pinces de Doyen les unes à côté des autres, sans toucher à l'uretère. Celui-ci était séparé de 18 à 21 millimètres de l'utérus. Il faut insister sur ce fait que le péritoine était toujours largement ouvert et l'utérus à la vulve. La troisième pince, la plus externe, menaçait l'uretère. En pratique, on peut mettre sans danger deux pinces de Doyen, l'une à côté de l'autre, sur chaque ligament large, quand l'uretère n'est pas anormalement fixé.

Enfin le moignon du ligament large est maintenu près de la brèche vaginale, ce qui est avantageux au moment de l'élimination des eschares.

L'utérus libéré du côté gauche tient encore par le ligament large droit. L'organe se présente sur le côté. La face antérieure est tournée à droite et la face postérieure à gauche; le bord gauche désinséré est en avant. On saisit l'utérus à pleine main et le ligament large du côté droit apparaît. Il est facile, par suite du mouvement de rotation de l'utérus sur son bord droit et du désencombrement de la vulve, de placer une forte pince de Doyen de haut en bas, le long du bord utérin, sur toute la hauteur du ligament large droit. Une seconde pince plus étroite mais aussi longue que la précédente est apposée en dehors de la première sur le ligament large. On aura soin de constater que tout le ligament large et rien que le ligament large est serré entre les mors des deux pinces. On évitera que l'un des mors traverse le ligament. Les tissus sont sectionnés en dedans de la pince la plus interne.

La pince subit un mouvement de torsion en vertu duquel l'extrémité des mors qui se trouve du côté du périnée pénètre dans la cavité vaginale.

Modifications au procédé d'Hémostase.

Au lieu de mettre une forte pince qui tient toute la hauteur du ligament large et une pince de renfort sur la partie latérale de chaque ligament large, certains chirurgiens préfèrent pratiquer l'hémostase à l'aide d'une série de pinces longuettes échelonnées du bord supérieur du ligament à son bord inférieur.

On a remarqué, en effet, que le ligament large — surtout à sa partie inférieure — avait tendance à s'échapper de la

pince, après la séparation de l'utérus de ses insertions latérales. L'utéro-ovarienne glisse parfois entre les mors de
la pince et peut donner lieu à une hémorragie; plus souvent
l'utérine, située à la base du ligament large, se dérobe et
saigne abondamment.

Les fortes pinces de Doyen, si parfaites qu'elles soient au
point de vue de leur fabrication, se brisent quelquefois et il
se produit ainsi à l'improviste une hémorragie grave qui,
survenant après l'opération, quand le chirurgien est déjà
parti, peut entraîner la mort de la patiente.

Aussi a-t-on proposé d'employer des pinces plus puissantes,
à mors plus courts et d'un effet utile plus considérable. Les
pinces longuettes dites de Péan sont d'un usage fréquent.

L'utérus étant donc extériorisé, le fond faisant saillie en
avant au devant de la vulve, l'index gauche embrassant
l'extrémité interne du ligament large du même côté, une
pince longuette saisit l'extrémité supérieure du ligament
large gauche, par exemple, loin du bord utérin. Le pincement se fait de haut en bas. On pratique la section des tissus
en dedans de l'instrument, un peu en deça de l'extrémité de
la pince. Une deuxième pince est placée sur la portion du
ligament situé au-dessous de la zone sectionnée. On continue
la section ligamenteuse entre l'instrument et l'utérus. Une
troisième pince est posée sur la base du ligament large et au
besoin, une quatrième pince, complète l'hémostase de la
totalité du ligament large gauche (fig. 18).

On peut apporter avec avantage une autre modification.

Quand l'utérus dont la face antérieure est fendue sur la
ligne médiane suivant le procédé de Doyen, a subi sa bascule
en avant et qu'il est nécessaire de pratiquer l'hémostase, on
peut trouver quelques avantages, dans certains cas, à
compléter la section antéro-postérieure de l'utérus. L'utérus
étant déjà extériorisé et fendu en avant, on coupe le fond et

la face postérieure de l'organe sur la ligne médiane. On réalise ainsi l'opération que Müller avait proposée pour faciliter la ligature des ligaments larges.

L'hémostase de l'utérus ouvert par le milieu et divisé en deux segments latéraux est peut-être plus aisée dans ces conditions. On bénéficie ainsi des avantages de la pédiculation sur lesquels Quenu a appelé l'attention. De plus, on a l'avantage de pouvoir crever de *haut* en *bas* le cul-de-sac postérieur qui s'ouvre par la section médiane de la paroi postérieure de l'utérus faite avec des ciseaux.

Quelle que soit la façon de poser les pinces, voici ce qui arrive :

Les trois ou quatre pinces décrivent un arc de cercle, de telle sorte que les anneaux qui se trouvaient en haut, du côté du pubis, se trouvent placés en bas du côté du périnée. Les extrémités de la pince s'enfoncent dans le vagin. La pince posée la dernière, celle qui se trouve sur la base du ligament large est, après le mouvement de bascule, située en un point plus élevé que les deux autres.

Hémostase complémentaire.

L'hémostase des ligaments larges est complète. Cependant il se peut qu'il y ait un écoulement de sang dans la profondeur du vagin. Ainsi ne devra-t-on jamais s'empresser de finir l'opération et surtout d'abandonner la malade. Il faut rester quelque temps à examiner la brèche vaginale.

Une valve est placée au-dessous de la vessie, une autre déprime la paroi vaginale postérieure. Les deux instruments sont enfoncés dans la cavité péritonéale, de façon à découvrir l'extrémité supérieure des pinces et par suite la tranche de section des ligaments larges.

Les pinces prises délicatement entre les mains, sont

séparées en pinces du côté droit et pinces du côté gauche. Ceci fait, toutes celles de gauche sont saisies de la main droite et celles de droite avec la main gauche. Les deux faisceaux de pinces sont écartés parallèlement et collés chacun contre la paroi latérale vaginale correspondante.

Si on n'a placé que les deux pinces de Doyen avec les supplémentaires, cette manœuvre est encore plus aisée.

Quoi qu'il en soit, on peut, grâce à cet écartement, inspecter les parties profondes et en particulier la tranche vaginale, l'espace péritonéo-vaginal et les tronçons des ligaments larges.

En manœuvrant habilement les valves, en les déplaçant soit dans le sens antéro-postérieur soit latéralement, ensemble ou séparément, on voit le point saignant, parfois le vaisseau qui lance un jet de sang plus ou moins considérable.

On n'oubliera pas de bien parcourir toute la surface de section du vagin et il est parfois utile de mettre une, deux ou trois pinces longuettes sur des vaisseaux.

Mais les hémorragies sérieuses proviennent soit de l'utérine, soit de l'utéro-ovarienne. Il est bien évident qu'il faudra pincer l'artère qui saigne.

Les valves et les pinces sont placées comme il a été déjà dit. On se met un peu obliquement pour regarder chacun des ligaments larges. La tête déviée à droite laisse la lumière pénétrer dans la profondeur du vagin et facilite l'inspection de la tranche de section du ligament large gauche.

De légères tractions sont exercées avec méthode sur chacune des pinces du même faisceau, ce qui permet de voir successivement toute la tranche ligamenteuse et, par suite, le vaisseau qui saigne.

Le côté gauche étant examiné, on passe au côté droit.

Les pinces ne doivent être des agents de traction qu'à titre exceptionnel, qu'en cas de nécessité, quand il s'agit de chercher le vaisseau qui a échappé au pincement. Même dans ce cas, la traction doit être modérée et faite avec la plus grande prudence, de crainte d'amener des ruptures et des glissements qui sont suivis de nouvelles hémorragies.

On est parfois obligé — en cas d'hémorragie dont la source est indéterminée — de saisir les pinces d'un même faisceau par les anneaux ; de leur faire décrire un arc de cercle en sens inverse de celui qu'elles avaient exécuté, de ramener les anneaux en haut, verticalement du côté du pubis, tandis que l'extrémité de ces instruments apparait du côté du périnée. On a ainsi sous les yeux tout le ligament large dans sa situation normale, c'est-à-dire la base en bas, du côté de l'anus et l'extrémité supérieure en haut.

Cette manœuvre est rapide quand chaque ligament en totalité est saisi par une seule pince ou par deux pinces accolées et dont les mors étreignent le ligament dans toute sa hauteur.

On arrive ainsi avec de la patience à trouver le vaisseau qui saigne. Une pince longuette est placée sur lui et laissée en place.

L'on ne doit pas abandonner l'opérée, tant qu'il existe un écoulement sanguin appréciable.

Dans quelques cas, il s'agit simplement d'un suintement qui s'arrêtera par la simple compression. Il ne faut pas abuser du tamponnement dans le but de faire l'hémostase.

Excellent quand il s'agit d'arrêter une hémorragie en nappe, le tamponnement soit avec la gaze iodoformée soit avec une éponge n'est qu'un expédient en cas d'hémorragie artérielle. Dans cette dernière éventualité, on n'y aura recours qu'en cas de nécessité absolue, c'est-à-dire quand on sera dans l'obligation de renoncer à découvrir le vaisseau qui donne du sang. C'est alors qu'il sera bon de mettre une éponge aseptique enveloppée dans une gaze antiseptique à cheval sur la brèche vaginale et assez haut dans la cavité péritonéale pour que la compression des surfaces des sections ligamenteuses soit efficace.

Dans le cas d'une forte hémorragie provenant de l'utérine, on peut être amené, à la suite de tentatives infructueuses d'hémostase par la voie vaginale, à pratiquer la laparotomie. C'est, dans certains cas, une nécessité inéluctable et il faut se hâter d'ouvrir la paroi abdominale pour saisir l'artère. Mais cette éventualité est absolument exceptionnelle.

S'il s'agit d'un simple suintement, on mettra une mèche de gaze faiblement iodoformée entre les deux pinces. La portion supérieure de la mèche ne dépassera pas sensiblement l'extrémité supérieure des pinces.

Si l'hémostase est parfaite, on exécutera la même manœuvre, mais les mèches seront plus lâchement tassées.

De plus il sera bon d'entourer les pinces — surtout dans les points où elles entrent en contact avec l'orifice vulvaire — d'une autre mèche de gaze qui protège les parois du vagin, surtout le périnée, et les met à l'abri des pressions exercées par ces instruments.

Toute la portion des pinces qui sort de l'orifice vulvaire est enveloppée d'une bande de gaze antiseptique et par dessus d'un gâteau de coton hydrophile stérilisé.

Procédés de Richelot.

M. Richelot (¹) décrit trois opérations différentes, car pour lui il existe trois espèces d'utérus pouvant réclamer l'hystérectomie vaginale.

1° Les utérus mobiles parmi lesquels se rangent les cancers limités, à titre exceptionnel les utérus névralgiques, certaines métrites rebelles, certains prolapsus.

(¹) *L'hystérectomie vaginale*, Paris, 1894, p. 321.

2° Les utérus adhérents, comprenant les grosses lésions des annexes, les suppurations pelviennes.

3° Les utérus fibromateux.

Hystérectomie pour les utérus mobiles. — L'auteur décrit les différents temps de l'hystérectomie : incision circulaire, refoulement des tissus, ouverture des culs-de-sac.

Comme Blundell (1828) et à l'exemple de Péan, Richelot fait *basculer l'utérus en arrière :*

L'index et le médius de la main gauche, face dorsale en bas, sont mis à la place de la valve postérieure et insinués dans le cul-de-sac de Douglas le plus haut possible. On saisit avec une pince érigne la face postérieure de l'utérus et on l'attire, tandis que les deux doigts accrochent le fond de l'utérus et le poussent de haut en bas ; au besoin, une deuxième pince érigne amène la bascule de la matrice en arrière.

L'index qui n'a pas quitté le cul-de-sac postérieur glisse à droite et prend dans sa concavité le bord supérieur du ligament renversé.

Une pince longuette est introduite de haut en bas, c'est-à-dire de la base du ligament large à son bord supérieur. Avec des mors de six centimètres M. Richelot dépasse ce bord.

Si toute la hauteur du ligament large n'était pas étreinte par les mors de cette première pince, le chirurgien de Saint-Louis met une longuette supplémentaire au niveau de la corne utérine.

Les tissus sont sectionnés en dedans des pinces. L'autre ligament large est pincé avec plus de facilité.

Si l'utérus est volumineux, M. Richelot l'enlève tout droit en faisant le pincement par étages.

Ce chirurgien emploie aussi la section médiane de Quenu et l'hémisection médiane de Doyen.

Procédé de J.-L. Faure (¹).

SEGMENTATION TRANSVERSALE DE L'UTÉRUS
ET DES LIGAMENTS LARGES

J.-L. Faure préconise le pincement du ligament large par petites fractions sur lesquelles les mors ne risquent pas de déraper et propose un nouveau procédé permettant de diviser ce ligament en une série d'étages que leur petit volume rend faciles à pincer avec sécurité. On peut ensuite jeter sur les divers tronçons du ligament large une ligature solide qu'il considère comme supérieure aux pinces à demeure.

Ce procédé ne serait applicable qu'aux cas dans lesquels l'utérus peut facilement s'abaisser et être complètement ou presque complètement attiré à la vulve, soit par le procédé de la section médiane (Müller, Quénu), soit par le procédé d'hémisection antérieure (Doyen) le plus simple et le plus élégant.

Les premiers temps de l'hystérectomie effectués suivant la technique habituelle, l'utérus demi-sectionné se trouve hors de la vulve, la paroi antérieure ouverte sur toute sa hauteur, la postérieure intacte, étalant la muqueuse utérine sous l'œil de l'opérateur.

D'un coup de ciseaux on sectionne cette paroi postérieure de haut en bas, du fond vers le col, sur la ligne médiane, sur une longueur de plusieurs centimètres, le tiers de la hauteur si l'utérus est assez gros, davantage au besoin, et jusqu'à la moitié, s'il est relativement petit.

Les deux moitiés du fond de l'utérus, ainsi séparées par une incision médiane, s'écartent l'une de l'autre. A l'angle

----

(¹) *Presse médicale*, 24 octobre 1896. *Résumé dans la Semaine gynécologique*, n° 41, 1896.

inférieur de l'incision qui les sépare, on placera, sur chacune des lèvres, une pince solide qui servira plus tard de point de repère.

On saisit alors solidement, avec une autre pince, la corne utérine qui parait le plus accessible, la gauche, par exemple. en deux ou trois coups de ciseaux donnés *transversalement, perpendiculairement à l'axe de l'utérus*, immédiatement au-dessus des pinces repères, on sépare la corne utérine de la portion située immédiatement au-dessous. La section transversale de cette moitié utérine doit être complète.

Il faut, et c'est là le point capital, *dépasser sur le côté les limites de l'utérus et empiéter de 2, 3, 4 centimètres au besoin, suivant la laxité, sur le ligament large lui-même.*

La section parallèle au bord supérieur du ligament large et située à 2 ou 3 centimètres au-dessous, doit autant que possible dépasser transversalement le point où s'insère l'ovaire.

On a ainsi dans la main un morceau de l'utérus (tiers supérieur de la moitié gauche) avec l'ovaire et la trompe, le tout attenant à la partie correspondante du ligament large, qui leur sert de pédicule. Sur ce pédicule petit, mince, facile à déplacer et à incliner en tous sens, on peut facilement placer une pince à mors courts, ou mieux, une ligature. Sur le vivant, l'auteur est arrivé très facilement à jeter un fil en dehors de l'insertion ovarienne et à enlever en même temps la corne utérine, l'ovaire, la trompe et le tiers supérieur du ligament large.

On procède de même du côté droit, et, dès lors, le tiers supérieur de l'utérus et l'étage supérieur des deux ligaments larges ont été enlevés; il ne reste plus que les deux tiers inférieurs de l'utérus avec la partie correspondante des ligaments larges.

Le tiers moyen de l'utérus sera enlevé en deux fois par

une manœuvre identique. Un nouveau coup de ciseaux, parallèle à l'axe de l'utérus, et donné sur la ligne médiane, entre les deux pinces repères, divise la paroi postérieure sur une certaine longueur, la moitié de la hauteur restante, jusqu'au niveau du tiers inférieur.

Les deux moitiés du moignon utérin s'écartent l'une de l'autre, et deux nouvelles pinces repères sont placées sur les lèvres, au fond de l'incision comme précédemment.

Le moignon (tiers moyen de la moitié gauche) étant saisi avec une pince, une section transversale, qui se prolonge dans le ligament large, le sépare du tiers inférieur. Le fragment utérin ne tient plus qu'à la zone du ligament large qui s'insère sur son bord externe. Cette zone ligamenteuse forme, comme plus haut, un pédicule qu'on pourra, à volonté et très facilement, saisir avec une pince ou lier avec un fil. Cette partie moyenne ne contient, d'ailleurs, que très peu de vaisseaux.

Une manœuvre identique est répétée à droite.

A ce moment, il ne reste plus que le col utérin adhérent à l'étage inférieur des ligaments larges. Un coup de ciseaux sur la ligne médiane achève la section de la paroi postérieure, et le col se trouve divisé en deux fragments attenant l'un et l'autre à l'étage inférieur du ligament large qui contient les vaisseaux utérins et forme pédicule. Rien de plus simple encore que d'y mettre une pince ou d'y placer une ligature.

L'auteur n'a eu jusqu'ici l'occasion d'appliquer ce procédé sur le vivant qu'une seule fois et se réserve d'avoir un nombre de cas suffisants pour asseoir un jugement définitif.

Je ne pense pas que ce procédé ait un grand avenir. Les sections transversales de l'utérus et des ligaments larges n'ont aucune utilité. L'utérus est dehors. Il est bien simple de poser soit des pinces hémostatiques le long de l'utérus ou de placer des ligatures à la partie interne des ligaments larges, comme nous l'avons décrit page 000. Le morcellement transversal ne me semble pas applicable, dans l'espèce, attendu que la matrice est déjà extériorisée. L'hémostase n'est pas difficile dans ces conditions. Pourquoi fendre l'utérus et sectionner transversalement le ligament large? On risque inutilement de blesser les vaisseaux utérins qui longent les bords de l'utérus et qui se trouvent à la partie interne des ligaments. On va au devant du danger et sans motif suffisant.

Le principe qui doit toujours guider l'opérateur est de morceller en plein tissu utérin, loin des bords de l'utérus et d'éviter ainsi la zone vasculaire toutes les fois qu'on ne pratique pas l'hémostase préventive.

Vouloir sectionner les ligaments larges en travers pour pratiquer la ligature des vaisseaux, c'est chercher à couper l'utérine et c'est prolonger inutilement l'opération qui est terminée quand l'utérus est fendu verticalement en deux moitiés.

HYSTÉRECTOMIE POUR SALPINGO-OVARITES

ET PLUS GÉNÉRALEMENT POUR INFLAMMATION PÉRI-UTÉRINE

Procédé de Doyen.

Extériorisation des Annexes. Pédiculisation de la trompe et de l'ovaire de chaque côté.

L'utérus est basculé en avant. Le fond fait saillie au niveau de l'orifice vulvaire. Le col, au contraire, a tendance à entrer dans la cavité vaginale. Il s'agit d'enlever les annexes.

Le fond est tiré hors de la vulve le plus possible. L'index et le médius gauche introduits dans la cavité péritonéale, au-dessus de l'utérus, vont à la recherche des annexes gauches. Du reste, la portion la plus interne de la trompe est déjà visible. La face palmaire des doigts regarde en avant. L'index

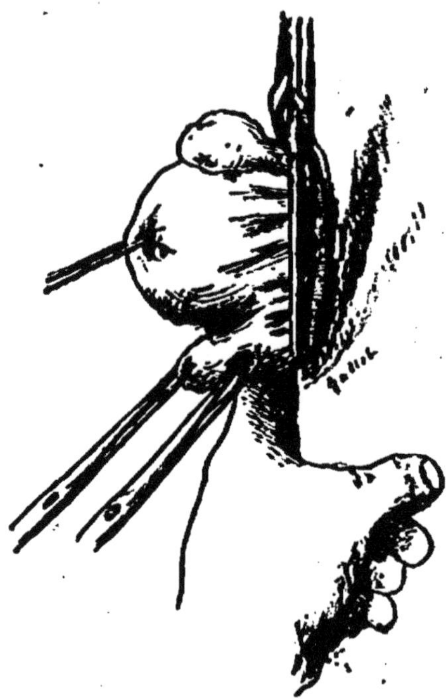

FIGURE 17. — *Utérus extériorisé et vu de côté.* — L'index est placé derrière la partie inférieure du ligament large gauche. Les annexes ont été ramenées sur le corps utérin et une longue pince est placée de haut en bas sur la partie interne du ligament large, en dedans des annexes.

et le médius libèrent les annexes des adhérences qui les retiennent, contournent la trompe plus ou moins augmentée de volume. En saisissant les annexes le plus loin possible entre les extrémités des doigts, on parvient progressivement à faire apparaitre l'extrémité externe de la trompe et l'ovaire plus ou moins volumineux. L'index et le médius se courbent en crochet et ramènent les annexes en dedans, vers la corne utérine. Une pince plate, à mors évasés, peut être utile pour la préhension de l'ovaire.

Il se peut qu'on rencontre soit l'intestin, soit l'epiploon adhérent. Il faudra agir avec prudence pour détacher les adhérences.

Quand la trompe et l'ovaire seront bien pédiculisés, quand on les aura extériorisés autant que faire se pourra, et qu'on les aura repliés vers l'utérus, il sera possible de glisser la pince de haut en bas sur la totalité du ligament large (fig. 17). Il va sans dire que la pince doit être placée en dehors des annexes, quand la chose est possible, c'est-à-dire quand il n'y a pas trop d'adhérences, quand la trompe n'est pas transformée en une masse fibreuse, inextensible et qui se refuse à sortir.

Dans un assez grand nombre de cas, on n'arrive pas à attirer complètement au dehors les annexes ; on n'aperçoit pas le ligament infundibulo-pelvien et l'ovaire est à peine visible. Pour mettre la grande et forte pince, on est obligé d'étreindre une partie des annexes entre les mors de l'instrument. Les branches sont appliquées obliquement et aussi près que possible du ligament infundibulo-pelvien, de sorte que la partie la plus externe de la trompe et quelquefois une portion de l'ovaire sont forci-pressurées. Le sphacèle détruira plus tard le bout de la trompe et le moignon ovarien qui auront échappé à l'action des ciseaux ou du bistouri.

Il faut reconnaitre que, dans le cas précédent, il est préférable de se servir de pinces longuettes qui sont manœuvrées avec plus de facilité et qui permettent de mettre la première pince plus en dehors qu'on ne peut le faire avec une longue et forte pince.

Mais si l'on a fait l'hémostase avec la grosse et forte pince placée au ras du bord utérin et sans avoir pris au préalable la précaution d'extérioriser les annexes et de les rejeter en dedans, il se peut que, l'utérus étant enlevé, on aperçoive les annexes plus ou moins mobiles ou mobilisables. Grâce à la brèche produite par l'ablation de l'utérus, les doigts s'introduisent plus aisément dans le petit bassin et on arrive à détacher les adhérences qui fixaient les annexes dans la profondeur. L'ovaire et la trompe sont donc rendus plus mobiles et on peut les accrocher avec les doigts, avec des pinces à mors plats, les extérioriser dans une certaine mesure et mettre une pince supplémentaire sur leur pédicule externe. L'hémostase est assurée en dedans, et au dehors des annexes de chaque côté par des pinces. Il suffit de les enlever, et de thermo-cautériser au besoin les surfaces de section de la trompe.

Annexes non mobilisables. — Adhérences rétro et anté-utérines. — Poches multiples.

L'utérus ne s'abaisse guère. L'opération sera difficultueuse. Il faut agir dans la profondeur, loin de l'orifice vulvaire.

Après les manœuvres d'abaissement, et le tracé de l'incision, il faut isoler le col et tâcher d'ouvrir les culs-de-sac péritonéaux. Le cul-de-sac postérieur ne se laisse pas toujours ouvrir aisément.

Parfois on tombe d'abord dans des poches purulentes qui sont séparées de la grande cavité péritonéale. Après leur évacuation il faut encore pénétrer plus haut, effondrer ces poches, avant d'arriver au fond de l'utérus.

Il se peut que l'incision du cul-de-sac postérieur soit immédiatement suivie d'un écoulement abondant de sérosité, contenant parfois des masses fibrineuses. Il faut savoir que le plus souvent, dans ces cas, il existe un pyosolpinx qu'il faudra évacuer.

Dans d'autres cas, ce sont des adhérences qui dominent. Le cul-de-sac postérieur est comblé par des masses dures, fibreuses. On ne parvient pas à ouvrir la cavité péritonéale.

Les manœuvres de libération utérine doivent être conduites avec prudence. Il faut avoir soin de suivre la face postérieure de l'utérus, avec la face palmaire de l'index. On ne doit pas s'engager trop en arrière, de crainte d'aller du côté du rectum. Le doigt suit la partie postérieure de l'utérus et refoule les tissus. On est obligé de créer parfois un véritable tunnel en arrière de l'utérus ; avec une valve étroite ou avec le doigt, on agrandit ce tunnel.

Après avoir cheminé sur une étendue de 2 centimètres à 2 centimètres 1/2, on n'arrive pas encore à ouvrir le cul-de-sac péritonéal. On attaque alors la partie antérieure de l'utérus. Il se peut que le cul-de-sac vésico-utérin soit libre et par suite facile à ouvrir. La section médiane permet d'entrer rapidement dans la cavité péritonéale. Malgré les manœuvres de traction exercées sur les lèvres de l'incision médiane, l'utérus ne bascule pas aisément en avant ; on est obligé — surtout si l'utérus est gros — de morceler sur la ligne médiane soit en exécutant des évidements conoïdes (voir page 152), soit en faisant des incisions obliques sous forme de V ou d'Y dans le tissu utérin, du côté du fond. Toutes ces incisions suivies d'ablations du tissu utérin (il en sera question avec plus de détails page 153), ont pour but de diminuer le volume de l'utérus, tout en fournissant des prises solides aux pinces à traction. Il y a lieu de toujours faire les manœuvres de morcellement dans la partie médiane, dans la zone avasculaire de l'utérus. On devra toujours rester aussi loin que possible des bords de la matrice, c'est-à-dire loin des zones vasculaires, et par suite dangereuses.

9

Quand le cul-de-sac vésico-utérin est effondré, quand le fond de l'utérus apparaît difficilement au-dessous de la paroi vésico-vaginale relevée par une valve, quand on n'est pas parvenu à ouvrir le Douglas dans les temps précédents, on introduira l'index et le médius dans la cavité péritonéale en passant au-dessus du fond de l'utérus. La face palmaire des doigts, appliquée sur la face postérieure de l'utérus, va à la rencontre de l'index de l'autre main qu'on introduit en même temps derrière le col, dans le tunnel qui a été déjà créé. On apprécie bien l'épaisseur des tissus qui séparent encore la cavité péritonéale de l'extrémité la plus profonde du tunnel rétro-utérin, formé au milieu des masses épaisses qui comblent le Douglas.

C'est souvent avec un instrument, une pince, par exemple, que l'on introduit de haut en bas, au-dessous de la vessie, derrière l'utérus, que l'on arrive à dilacérer les tissus et à faire communiquer la grande cavité péritonéale avec le tunnel plus ou moins long situé derrière le col et la partie inférieure du corps. De cette façon, le cul-de-sac péritonéal postérieur est ouvert du péritoine vers le vagin, de haut en bas, derrière l'utérus. Quand l'effondrement des masses qui comblent le Douglas est un fait accompli, le cul-de-sac postérieur du vagin communique avec la cavité péritonéale, derrière l'utérus.

Dans d'autres circonstances, non seulement le cul-de-sac de Douglas est comblé par des masses fibreuses, mais le cul-de-sac vésico-utérin n'est pas libre. La section médiane sera faite avec les plus grands ménagements. Les manœuvres de traction sur les lèvres de la section médiane permettront d'énucléer progressivement l'utérus. La face antérieure de cet organe est adhérente. Il faut les détacher lentement, en grattant pour ainsi dire avec l'ongle la surface utérine proprement dite.

Quand il existe des adhérences aussi marquées qui comblent le Douglas, et qui sont la cause de l'épaississement et de la rétraction des ligaments utéro-sacrés, la bascule en avant se fait dans des conditions défectueuses. On a quelque peine à

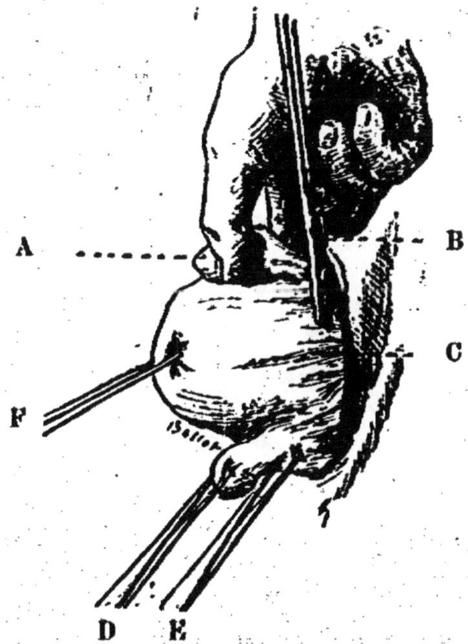

FIGURE 18.—*Utérus extériorisé. Ovaire et trompe pédiculisés. Hémostase.*— Les deux pinces inférieures D et E tirent le col en bas et en avant. La pince F empêche le fond de l'utérus d'entrer dans la cavité péritonéale. L'ovaire et la trompe A sont maintenus au dehors avec le pouce, tandis que l'index s'insinue de haut en bas derrière le ligament large C qui apparaît un peu. Une pince B dont un des mors est placé derrière le ligament et en avant de l'index fait l'hémostase de la partie supérieure du ligament large.

Introduire les longues pinces de Doyen. Il est impossible, le plus souvent, de mobiliser les annexes et de les enlever, soit en même temps que la matrice, soit dans un second temps, c'est-à-dire tout de suite après l'extirpation de l'utérus.

Dans ces conditions, il est préférable de mettre successivement, de chaque côté de l'utérus, 3 ou 4 pinces longuettes que l'on introduira (fig. 19.) de haut en bas, c'est-à-dire du pubis vers le périnée. On sectionnera, tour à tour, le tiers supérieur du ligament large, après hémostase préventive et définitive, le tiers moyen du même ligament et enfin le tiers

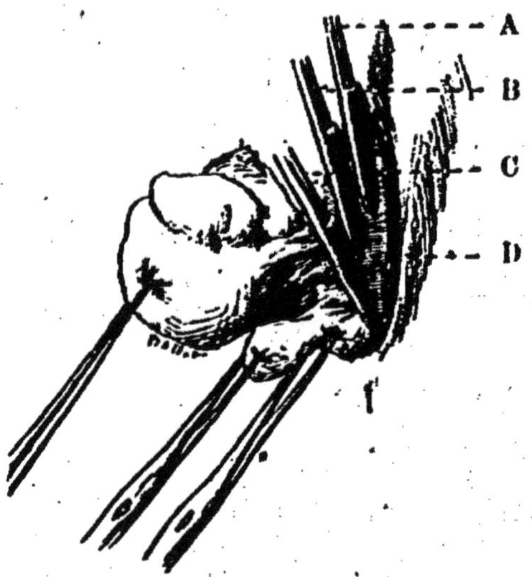

FIGURE 19. — *Utérus extériorisé. Ovaire et trompe pédiculisés. Fin de l'hémostase de haut en bas.* La pince A, comprime la partie supérieure du ligament large. La pince B, placée plus près de l'utérus que la précédente, assure l'hémostase de la partie moyenne et la pince C posée au ras du col, en dedans et au-dessous de la pince B, saisit la partie inférieure D du ligament.

inférieur (fig. 19). L'autre ligament subira un traitement identique.

Les poches salpingiennes seront dégagées, extériorisées et pincées à leur partie externe, puis extirpées.

Dans le cas où il sera impossible de les enlever, on les crèvera largement.

Procédé de Quénu.

Section médiane totale de l'utérus.

L'utérus peut être, dans un premier temps, curé. On touchera la cavité utérine avec une solution antiseptique (chlorure de zinc au dixième, par exemple).

Abaissement. Le col est saisi sur les côtés par deux pinces, qui resteront en place jusqu'à ce que l'utérus ait été enlevé, et on exécute les mouvements de traction pour abaisser l'utérus.

Incision. M. Quénu commence de préférence par le cul-de-sac antérieur, surtout s'il existe une fistule qui fait communiquer une poche purulente avec le rectum. On agira d'abord en avant de l'utérus, si une colpotomie postérieure a été pratiquée dans une séance antérieure.

Au contraire, le diagnostic de la bilatéralité, du siège et de la nature des lésions est-il hésitant, c'est par la colpo-cœliotomie postérieure qu'on doit débuter. On fera l'exploration du petit bassin avant de parachever l'incision circulaire.

Quoiqu'il en soit, M. Quénu pratique cette incision circulaire au bistouri.

Libération de l'utérus et ouverture des culs-de-sac péritonéaux. Avec les doigts, on sépare la vessie de l'utérus. Le tissu cellulaire est repoussé de bas en haut; l'ongle de l'index doit gratter la surface utérine; des ciseaux viennent en aide au doigt et sectionnent les brides celluleuses qui résistent. Une sonde est mise dans la vessie et sert de guide dans les manœuvres de décollement. Une valve est glissée dans la boutonnière qui a été créée par le décollement précédent. Cette valve, introduite sous la vessie, la relève. Elle s'applique obliquement sur la face antérieure de l'utérus dénudé; l'aide la tient avec légèreté et souplesse, prêt à obéir aux indications que lui donne l'opérateur. L'index de celui-ci doit, en effet, glisser plus haut sur la face antérieure de l'utérus. Par suite, l'extrémité de la valve qui appuie sur la matrice doit être relevée un peu et de telle façon que la paroi vésicale postérieure reste soulevée et qu'en même temps l'index du chirurgien puisse s'insinuer entre l'extrémité de l'instrument et l'utérus.

Quand il n'y a pas d'adhérences, on peut voir ou sentir le cul-de-sac vésico-utérin. Avec le doigt, on sent le glissement des deux feuillets séreux au-dessous de la vessie relevée par la valve. On saisit avec une pince le feuillet séreux, on l'attire au dehors et on l'ouvre d'un coup de ciseaux. Parfois cette ouverture se fait autrement. La valve, glissée assez profondément, refoule par en haut le cul-de-sac vésico-utérin qui est tendu. L'effondrement de la séreuse peut se faire à l'improviste, soit par la pression de la valve, soit par le fait d'un coup de ciseaux donné dans la profondeur sur la séreuse, au niveau de la face antérieure du corps utérin.

La boutonnière péritonéale est, dans tous les cas, transformée en une large ouverture péritonéale. Il suffit d'introduire les doigts dans l'incision et de les écarter l'un de l'autre. Une valve remplit le même but et soulève la vessie pendant les manœuvres d'extériorisation des annexes et d'hémostase. Si le cul-de-sac vésico-utérin fuit au devant des instruments ou ne s'ouvre pas, on n'insiste pas. Cette ouverture sera faite plus tard, lors de la section médiane. Pendant le temps de libération de la face antérieure de l'utérus, on est parfois invité à mettre une pince hémostatique sur un vaisseau qui donne un jet de sang.

Les parties latérales sont simplement dégagées. On ne dissèque pas profondément le lambeau vaginal situé à droite et à gauche du col. On a bien soin de s'assurer que l'incision circulaire est complète, et de repousser avec le doigt la lèvre supérieure du lambeau vaginal.

On relève le col. Les pinces attirent l'orifice externe en haut et en avant. On gratte avec l'ongle la face postérieure du col, on refoule le tissu cellulaire, on le dilacère, on le sectionne avec des ciseaux. Une valve appliquée sur la cloison recto-vaginale favorise cette dénudation. Le cul-de-sac péritonéal apparaît, on l'ouvre après l'avoir pincé. Le plus souvent, il est effondré à l'improviste. Parfois, le cul-de-sac de Douglas est comblé par des exsudats et il n'est pas facile d'arriver jusqu'au péritoine. On suit exactement la face postérieure de la matrice dans les tentatives qui sont faites. La valve s'enfonce dans la boutonnière rétro-utérine, s'applique à la paroi postérieure et garantit, par suite, le rectum. Le doigt glisse le long de l'utérus, repousse les tissus et arrive au cul-de-sac péritonéal qui est ouvert.

Les deux pinces, placées préalablement sur les parties latérales du col, sont tirées en bas et en avant. L'utérus s'abaisse. On coupe la paroi antérieure de l'utérus sur la ligne médiane. Une des lames des ciseaux pénètre dans la cavité cervicale, tandis que l'autre lame est appliquée sur le milieu de la face antérieure du col. On sectionne l'utérus sur le milieu de la surface dénudée, la vessie étant bien relevée par la valve antérieure et supérieure.

La même manœuvre est exécutée sur la paroi postérieure qui est fendue sur la ligne médiane.

On sectionne l'utérus de plus en plus, et l'incision qui tend à gagner le fond se fait par petits coups de ciseaux, tantôt sur la paroi antérieure, tantôt sur la paroi postérieure. Des pinces de Museux à deux dents sont placées sur les tranches utérines. On exerce des tractions sur ces nouvelles pinces : l'utérus, divisé en deux valves latérales, fendu par le milieu, d'avant en arrière, descend progressivement. Les deux valves s'écartent par le bas et se réunissent par en haut. Après refoulement des tissus en avant et en arrière de l'utérus, on sectionne avec des ciseaux et la face antérieure et la face postérieure. On a soin de rester sur la ligne médiane. Une pince de Museux est placée au-dessus de la précédente, près de l'extrémité supérieure de l'incision, sur l'une des tranches utérines. On ôte la pince située au-dessous, si la prise supérieure est bonne. On met une autre pince dans un point symétrique du côté opposé, le plus près possible de l'angle supérieur de la section et on continue à tirer sur l'utérus.

Les deux valves utérines sont de plus en plus longues, le fond s'abaisse, en même temps que l'angle supérieur des incisions est de plus en plus ouvert.

On fend ainsi l'utérus complètement d'avant en arrière. Il est extériorisé.

Si on a soin de ne pas s'aventurer sur les côtés de la matrice, il n'y a pas d'hémorragie. Il est possible que la section antérieure soit plus haute que la section postérieure quand l'extériorisation se produit. On complète la section totale. On peut aussi ouvrir de haut en bas, derrière l'utérus, le cul-de-sac péritonéal postérieur qui a échappé jusqu'ici à l'action des instruments.

PÉDICULISATION DES ANNEXES

Les deux valves utérines sont à la vulve. On tire sur la pince placée à la partie inférieure du col et qui a été laissée en place. En même temps on exerce une fraction sur la pince située du même côté à la partie supérieure de la tranche utérine. On abaisse cette valve utérine qui se trouve retenue par le ligament large. Entre la valve utérine droite et la valve utérine gauche, existe une ouverture à travers laquelle on peut manœuvrer et qui permet du moins de saisir l'une des parties latérales de l'utérus à pleine main.

On imprime à la valve utérine un mouvement en vertu duquel elle est attirée au dehors et tend à se diriger vers la fesse correspondante. Avec les doigts, on amène la trompe et l'ovaire qui apparaissent aisément, quand ils ne sont pas

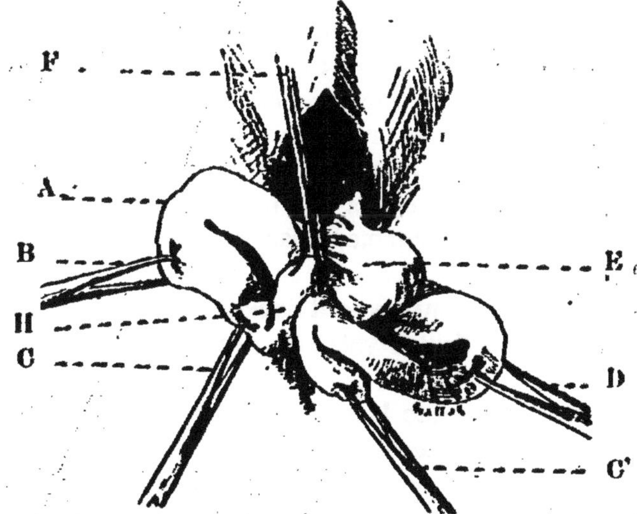

FIGURE 20. — *Section médiane antéro-postérieure de l'utérus. Pédiculisation des annexes.* — Utérus divisé en deux valves: A valve droite avec la moitié de la cavité utérine. B Pince placée sur le fond de l'utérus du côté droit. C et C' Pinces laissées sur la partie inférieure du col à droite et à gauche. D Pinces abaissant et extériorisant la portion supérieure de la moitié gauche de l'utérus. E Trompe et ovaire gauches pédiculisés et attirés au dehors. F Pince longuette placée de haut en bas et en dehors des annexes gauches. H. Annexes droites qui apparaissent entre les deux moitiés de l'utérus.

adhérents. S'il existe des adhérences, on les détache avec les doigts; on arrive à force de patience et d'adresse à dégager les annexes d'un côté, à les pédiculiser. Parfois il est nécessaire de détacher l'épiploon adhérent et d'en faire l'hémostase. On repousse l'intestin qui tend à faire hernie.

M. Quénu a l'habitude de ponctionner avec un trocart les poches purulentes ou séreuses qu'il rencontre au cours des manœuvres.

Quand on est arrivé à extérioriser autant que possible les annexes, à les saisir avec le moignon utérin correspondant, il reste à pratiquer l'hémostase qui se fait de haut en bas. La première pince (fig. 20) est placée sur le tiers supérieur environ du ligament large, en dehors de l'ovaire autant que possible. La pince est serrée ; on sectionne les tissus immédiatement en dedans. Une seconde pince, placée de haut en bas, parallèlement à la première et un peu en dedans d'elle, va faire l'hémostase de la partie moyenne du ligament large. Nouvelle section en dedans de l'instrument et enfin hémostase de la base du ligament par une pince ordinairement courbe.

Les mêmes manœuvres sont exécutées de l'autre côté. On vient à bout de l'autre valve et des annexes avec plus de facilité.

M. Quénu pense que la pédiculisation des annexes se fait avec plus de rapidité et d'aisance par ce procédé qu'avec la simple section médiane de la paroi antérieure.

On consultera plus loin pour les points complémentaires et les détails de la fin de l'opération.

PANSEMENT

M. Quénu attache une importance particulière à la façon de faire le pansement. Voici comment son élève Pératé le décrit :

Le pansement se composera de quatre tampons. L'un, simplement appliqué, sera placé au niveau de l'ouverture péritonéale, entre les deux moignons pédiculaires ; il empêchera le prolapsus des viscères par cette ouverture. Les deux autres, légèrement iodoformés ceux-là, seront placés entre chacun des pédicules et la paroi vaginale correspondante; ils empêcheront le contact des pinces avec cette paroi vaginale. Le dernier tampon recouvrira les précédents et fermera l'entrée du vagin.

Procédé de Péan.

La lèvre antérieure est saisie sur la ligne médiane avec une pince à abaissement. Une autre pince est placée symétriquement sur la lèvre postérieure. L'utérus est abaissé et des valves écartent la vulve et les parois vaginales.

Une incision circulaire est pratiquée sur le col à un centimètre et demi environ au-dessus de l'orifice externe.

DÉNUDATION DU COL
ET OUVERTURE DES CULS-DE-SAC PÉRITONÉAUX

Ce temps n'a rien de spécial et il suffit de parcourir ce qui a été déjà écrit de la page 81 à la page 91.

Cependant il est bon de remarquer que la dénudation du col sur les parties latérales était simplement esquissée dans le procédé de Doyen, page 90, tandis qu'ici l'on doit refouler la lèvre supérieure de chaque incision latérale assez haut pour atteindre la base du ligament large correspondant. L'index servira surtout à isoler le col sur les parties latérales, à repousser et à décoller la paroi vaginale de bas en haut.

Quand le col est bien libéré à droite, à gauche, en avant et en arrière, on pense à faire l'hémostase préventive.

Le cul-de-sac vésico-utérin et le cul-de-sac péritonéal postérieur doivent avoir été ouverts. Mais il faut compter sur les adhérences et il est possible que la séreuse n'ait pas encore été entamée.

L'important est qu'on ait largement isolé le col. Une valve soulève la vessie et la met à l'abri de tout pincement éventuel. Une valve postérieure déprime la paroi vaginale postérieure et, s'introduisant dans la brèche qui a été faite en arrière de l'utérus, protège le rectum.

La matrice est abaissée. Les pinces à traction tirent l'utérus obliquement en bas et en avant.

Une pince longuette est appliquée sur la partie latérale droite du col (ou gauche, *ad libitum*), et au ras du col. Cette pince étreint la base du ligament large droit (fig. 21.) Un des

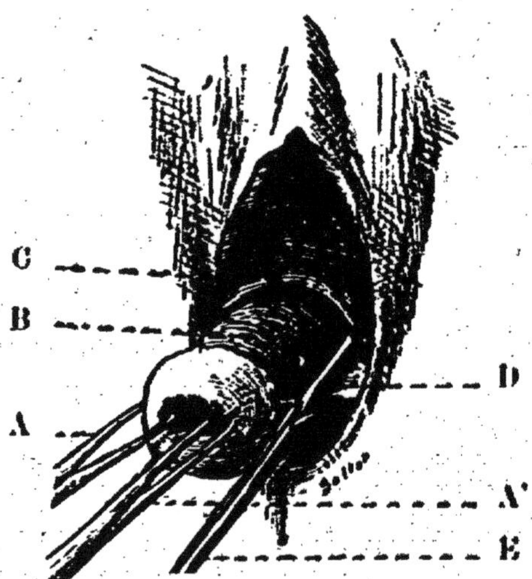

FIGURE 21. — *Pincement de bas en haut de la base du ligament large gauche.* — A et A' Les deux pinces qui abaissent l'utérus tirent le col au dehors et dirigent l'orifice externe en bas et un peu à droite. B partie supérieure du col après incision vaginale et refoulement du lambeau vésico-vaginal C. Placement de la pince E sur la base D du ligament large gauche.

mors est placé en avant du ligament et l'autre en arrière. Il faut que tous les tissus soient compris entre les mors de l'instrument, sauf la paroi vaginale qui, bien entendu, est écartée.

Pour arriver à ce but, il est bon d'apprécier, avec l'index et le médius placés l'un en avant et l'autre en arrière du ligament large, l'épaisseur et la hauteur de la portion que l'on veut forci-pressurer. De plus, si les culs-de-sac péritonéaux ont été ouverts — ce qui facilite du reste la manœuvre — on dirige la pince longuette, les mors largement écartés, vers le ligament qui doit être pincé. Les anneaux au lieu d'être verticalement placés seront dirigés obliquement et de telle façon que l'un des mors, le postérieur de la pince, soit beaucoup plus interne que l'autre. La branche postérieure, celle qui doit être appliquée à la partie postérieure de la base du ligament large, est tout d'abord introduite derrière le col, tandis que l'antérieure est placée en avant de la base du ligament large et assez loin de la partie latérale du col. La pince est ainsi obliquement enfoncée de bas en haut et avec assez de force pour que la base du ligament large comprise entre les mors de la pince et déjà tendue par le fait de l'abaissement utérin, butte dans l'angle de séparation des mors de la pince et soit refoulé par en haut. Ce n'est pas tout : pendant que ce mouvement de bas en haut s'opère, pour bien saisir une bonne portion de la base du ligament large, la pince subit un mouvement de rotation dont le centre de mouvement est à peu près le tenon et en vertu duquel les deux anneaux, d'obliques qu'ils étaient, se trouvent placés sur un plan vertical. En vertu de ce mouvement, le mors postérieur qui était en dedans du bord cervical vient se placer exactement en dehors et au ras de la partie latérale du col. Le mors antérieur, qui était très en dehors, se rapproche du bord externe du col et lui devient parallèle.

La pince arrivée dans cette nouvelle situation est serrée jusqu'au dernier cran.

Grâce à cette manœuvre, un peu longue et difficile à expliquer, mais d'une exécution très rapide, non-seulement on arrive à charger toute la base du ligament large, mais on parvient à pincer le ligament utéro-sacré en même temps. Quand on aura sectionné les tissus au dedans du col, on coupera du même coup la base du ligament large et le ligament utéro-sacré. La section de ce dernier ligament favorise l'abaissement utérin.

Donc une pince longuette est placée à droite, par exemple, du col. On coupe les tissus en dedans de l'instrument, entre la pince et le col. La section ne dépassera pas l'extrémité supérieure de la pince.

Une seconde pince longuette est placée sur le flanc gauche du col, comme il vient d'être dit.

On coupe avec des ciseaux les tissus au ras du col, en dedans de l'instrument.

Parfois il est nécessaire de placer sur le ligament large, parallèlement à la première pince, en dedans et au-dessus d'elle, mais toujours au ras de l'utérus, une seconde pince qui étreint une portion plus élevée du ligament large. On coupe les tissus avec des ciseaux en dedans de la pince. Une pince est placée symétriquement de l'autre côté. On libère le col à sa partie inférieure. Il n'y a pas eu d'hémorragie, car les vaisseaux sont pincés.

Le col, libéré à droite et à gauche de ses attaches ligamenteuses, déjà séparé de la vessie en avant et dénudé en arrière, ne tient plus que par en haut et se trouve ballant, semblable à une verge.

Pendant ce temps il n'y a pas d'écoulement de sang.

MORCELLEMENT.

Il faut maintenant passer à la décapitation de l'utérus par section bilatérale du col.

SECTION BILATÉRALE DU COL.

Le col doit être divisé en deux valves, une supérieure (fig. 22 C.), et une inférieure D. Pour ce faire, on pratique, avec des ciseaux, une section bilatérale du col.

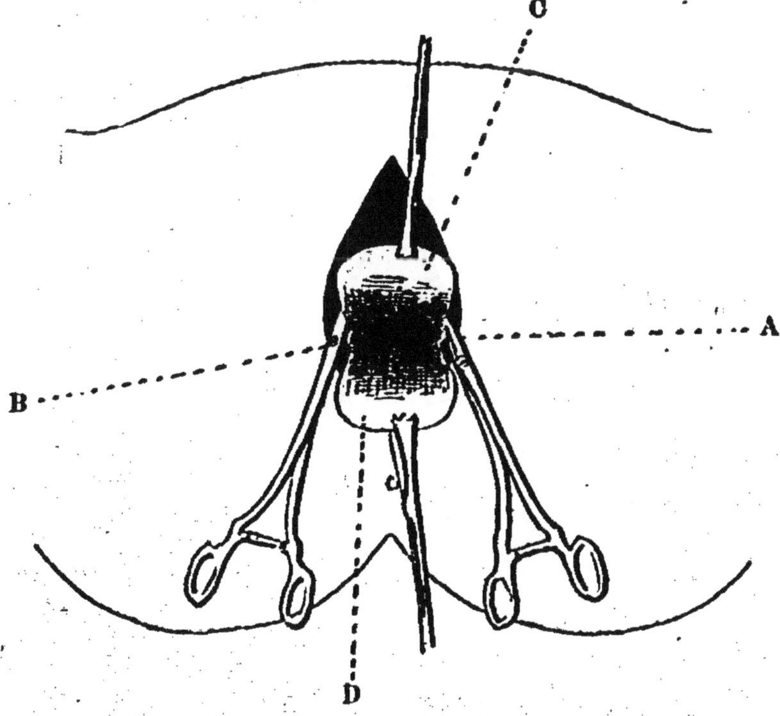

FIGURE 22. — *Section bilatérale du col après pincement préventif.* — A Pince-longuette comprimant la base du ligament large gauche. — B Pince comprimant la base du ligament large droit. — C Valve supérieure du col après section bilatérale du col. — D Valve inférieure vue du côté de la cavité cervicale.

Une des lames d'une paire de ciseaux pénètre dans la cavité cervicale tandis que l'autre lame est appliquée sur le flanc droit, par exemple. On sectionne le tissu utérin sur une

certaine hauteur. Le point supérieur de l'incision latérale ne
dépassera pas l'extrémité supérieure de la pince longuette
correspondante, chargée de faire l'hémostase du ligament
large. On répète la même manœuvre de l'autre côté.

Les deux valves utérines sont donc obtenues. La figure 21
les montre entr'ouvertes. On aperçoit la cavité cervicale.
Il s'agit d'abattre successivement les deux valves.

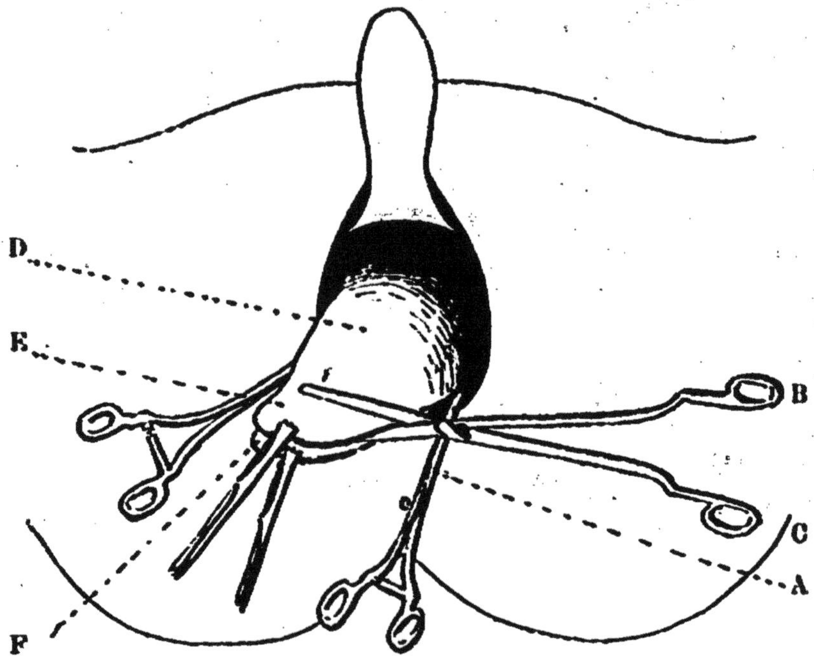

FIGURE 23. — *Résection transversale de la lèvre antérieure du col.* —
A Pince longuette comprimant la base du ligament large gauche. B Branche
supérieure des ciseaux. C Branche inférieure disparaissant au-dessous de la
lèvre antérieure. D Face antérieure du corps utérin. E. Lèvre antérieure.
F Lèvre postérieure.

Une des lames C d'une forte paire de ciseaux pénètre dans
la cavité cervicale (fig. 23), tandis que l'autre lame dirigée

perpendiculairement au trajet cervico-utérin, mord sur le flanc gauche du col et sur la face antérieure du col. La section est faite complètement. Une pince de Museux saisit la tranche utérine qui résulte de cette incision transversale. On agit de même sur la valve inférieure cervicale. On place une pince sur la tranche utérine postérieure.

Rien n'empêche d'enlever successivement ces deux valves utérines avec un bistouri.

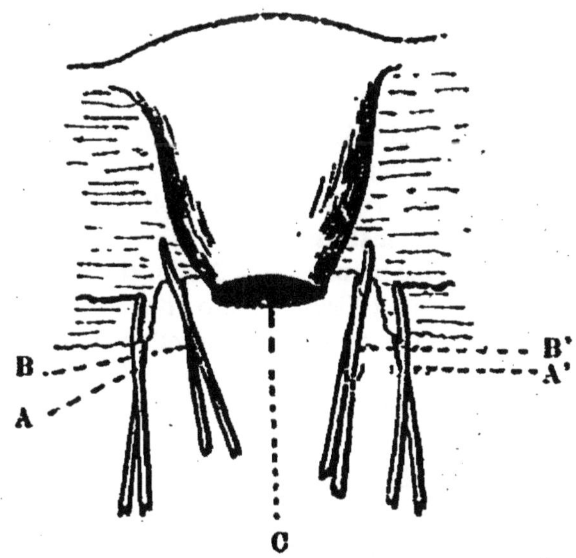

FIGURE 24. — *Résection des deux lèvres du col.* — A et A' Pinces placées à droite et à gauche du col pour faire l'hémostase préventive. La base des ligaments larges a été sectionnée sur toute la hauteur qui correspond aux mors des 2 pinces. B et B' Pinces placées sur les parties sus-jacentes des deux ligaments larges. C. Canal utérin.

L'utérus ainsi traité est décapité (figure 24). Il ne lui reste plus que son corps.

L'utérus est bien saisi et abaissé à l'aide des pinces que

l'on a amarrées sur les tranches utérines qui résultent de l'ablation du col. La vessie est relevée avec une valve.

Une nouvelle pince longuette est glissée le long du bord utérin et saisit une certaine portion du ligament large.

Avant de faire ce pincement, il a fallu parfois manœuvrer dans des masses inflammatoires, épaisses, ou crever, surtout en arrière, des poches pleines de pus ou d'un liquide quelconque.

Ce qu'il ne faut pas oublier c'est de préserver la vessie et les uretères avec la valve supérieure et de mettre le rectum à l'abri avec la valve inférieure. On parvient, par les manœuvres précédentes de refoulement, à dégager la portion du ligament large qui doit être forcipressurée.

Une longuette est donc posée sur le bord gauche du corps. Le ligament large correspondant est pincé. On coupe les tissus en dedans de l'instrument.

On répète la même manœuvre à droite. Il existe ainsi une portion d'utérus qui est libre de toute attache en avant et en arrière, (puisqu'on a eu soin de décoller la vessie et le rectum) et qui ne tient plus par ses parties latérales.

On pratique une incision bi-latérale, comme on l'avait fait déjà pour le col. Les ciseaux sectionnent successivement les bords utérins, de telle sorte que la cavité utérine est ouverte sur les côtés et qu'il en résulte une valve antérieure du corps utérin et une valve postérieure.

La valve antérieure est abattue par une section transversale faite soit avec des bistouris longs et courbes, soit avec des ciseaux. Avant que la tranche utérine soit enlevée, on pose une pince sur le tronçon utérin.

Le même traitement est réservé à la face postérieure de l'utérus. Ces sections successives ne sont pas toujours complètes, totales et régulières. Le principe subsiste : enlever, morceller le tissu utérin successivement de bas en haut, après hémostase préventive sur les parties latérales. On a toujours soin d'avoir une prise solide sur la portion d'utérus qui reste au dessus de la tranche sectionnée. Cette prise est nécessaire pour abaisser l'utérus et pour mettre au besoin des pinces longuettes sur les parties latérales. On devra voir ce que l'on fait et suivre de l'œil la pose successive de ses pinces.

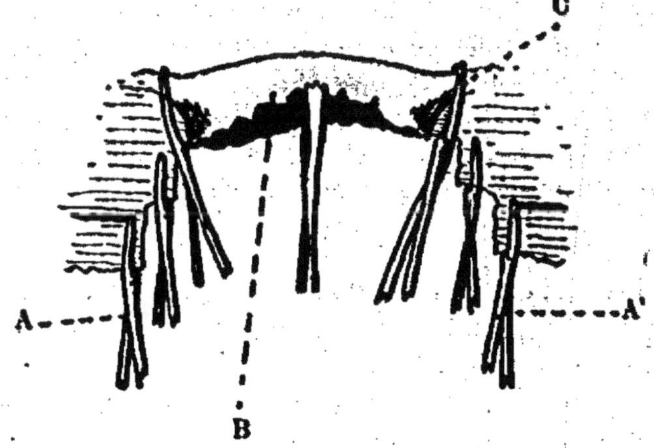

FIGURE 25. — *Résection du fond de l'utérus après pincement de toute la hauteur des ligaments larges.* — A et A' Pinces longuettes placées à la base des ligaments larges. B Fond de l'utérus saisi avec une pince de Museux. C Une pince longuette réalisant le pincement préventif de la partie supérieure du ligament large gauche.

Comme on peut le constater dans la figure 24, il arrive un moment où les pinces longuettes forcipressurent les parties supérieures des ligaments larges. Pour y arriver, quand l'utérus est absolument enclavé dans le petit bassin, figé dans une masse résistante, il a fallu parfois violer la loi générale en vertu de laquelle on ne doit pincer que les parties que l'on voit. Il peut arriver — c'est l'exception — que l'on soit obligé de se passer de l'usage de la vue et que la manœuvre de la forcipressure dernière se fasse au bout du doigt. Cette manœuvre n'est pas à recommander ; elle est contraire aux principes, mais elle est parfois indispensable.

L'hémostase étant faite sur les parties supérieures des ligaments larges, on dégage les parties les plus élevées du fond de l'utérus et la totalité de la matrice est ainsi enlevée, fragments par fragments.

Au cours de ces extirpations partielles, de ce morcellement pénible, il a fallu ici ouvrir des collections, là, gratter sur l'utérus pour le détacher de ses adhérences, ailleurs sectionner l'épiploon, etc.

Quand les annexes se présentent aux doigts explorateurs qui s'enfoncent dans la brèche vaginale, quand il est possible de les détacher et de les pédiculiser, M. Péan les enlève après en avoir assuré l'hémostase à l'aide d'une pince longuette.

Si ces annexes forment des poches énucléables, ou si elles sont trop adhérentes, on les laisse en place.

M. Péan estime que l'ablation de l'utérus exerce une heureuse influence sur les lésions annexielles et que celles-ci guériront par la suite. C'est pourquoi il ne s'acharne pas à enlever quand même les ovaires et les trompes malades. Les pinces qui ont servi à faire l'hémostase préventive serviront à pratiquer l'hémostase définitive, ce qui revient à dire que ces pinces sont laissées en place, en règle générale, pendant 48 heures.

Quelques modifications ont été apportées au procédé de Péan.

C'est ainsi que certains chirurgiens tracent l'incision autour du col au thermo-cautère, dans le but de ne pas avoir de sang, précaution bien inutile à mon sens.

De plus, Jacobs remplace les pinces par des ligatures, avant de terminer l'opération. C'est ainsi que Péan avait pratiqué ses premières hystérectomies.

Modifications des procédés de Péan et de Doyen.

1° Opération de Segond.

Segond a apporté quelques modifications à la castration utérine.

Le col étant saisi avec deux pinces, l'une posée sur la lèvre antérieure, et l'autre sur la lèvre postérieure, on abaisse et on pratique une incision circulaire plus bas située que celle de Péan. L'incision est faite près de l'orifice externe, à 5 millimètres environ de l'extrémité inférieure du col.

L'incision circulaire est exécutée avec un bistouri et ne présente rien de particulier à signaler, si ce n'est qu'elle est complétée par deux débridements qui portent sur les flancs du col. Ces incisions suivent exactement les bords latéraux du col, aboutissent à l'incision circulaire et remontent à un centimètre et demi environ au-dessus de celle-ci.

Avec les doigts on commence la dénudation du col à sa partie antérieure et on décolle le lambeau vaginal antérieur.

Les avantages de l'incision circulaire avec les débridements latéraux, sont les suivants, d'après Baudron qui a fait connaître la pratique de Segond : elle donne un jour considérable en avant de l'utérus et une sécurité absolue au point de vue de l'uretère.

J'ai déjà dit que l'incision oblique autour du col, plus haute en arrière qu'en avant, avait une supériorité sur l'incision exactement circulaire. Cette incision oblique est plus avantageuse que celle préconisée par Segond. Elle permet de pénétrer d'emblée dans le cul-de-sac recto-utérin, sans qu'il soit nécessaire de dénuder toute la face postérieure du col, comme on est obligé de faire en suivant les préceptes de

Segond. Cette incision elliptique donne plus de jour, produit une brèche vaginale plus large et amène plus rapidement l'ouverture des deux culs-de-sac péritonéaux.

ISOLEMENT DU COL

Le doigt repousse la vessie, la sépare de l'utérus. Des petits coups de ciseaux favorisent la dénudation de la face antérieure du col. Une petite valve est introduite sous le lambeau supérieur, relève et protège la vessie. Si le cul-de-sac vésico-utérin se présente aisément, il est ouvert.

L'isolement du col en arrière se fait avec les mêmes précautions. On décolle le lambeau vaginal en rasant la face postérieure du col et on s'efforce d'ouvrir le cul-de-sac postérieur.

Par le fait des incisions latérales, le col se trouve libéré, dénudé sur les côtés. Avec l'extrémité unguéale de l'index, on repousse le vagin de bas en haut sur le flanc du col, et on arrive ainsi sur les tissus qui constituent la base des ligaments larges.

Le col est abaissé; il s'agit de le libérer de ses attaches latérales.

Une pince longuette est placée sur le côté droit ou gauche du col. Cette pince assure l'hémostase de la base du ligament large. On sectionne les ligaments larges en dedans de la pince longuette.

La même manœuvre est exécutée du côté opposé : placement d'une pince sur le flanc du col et section en dedans de l'instrument.

DIVISION DU COL EN DEUX VALVES

Le col est donc libéré en avant, en arrière et sur les côtés. On le divise en deux valves, l'une antérieure et l'autre postérieure. Il suffit de pratiquer avec des ciseaux ou au bistouri l'incision bilatérale du col dénudé.

La valve antérieure est coupée transversalement et une pince à traction est posée sur la partie inférieure de l'utérus, de façon à s'assurer une bonne prise pour les manœuvres ultérieures.

La valve postérieure du col est à son tour abattue et une autre pince à traction est placée sur la tranche utérine postérieure.

Quelquefois il est utile de poser une seconde longuette sur les parties latérales du col, au-dessus de la précédente, de sectionner les ligaments larges en dedans de ces instruments, avant de diviser le col en deux valves et d'enlever successivement ces deux valves par des incisions transversales. (Pour plus de détails, voir la description de l'opération de Péan, page 144).

En somme, jusqu'ici, c'est l'opération de Péan qu'il s'agit d'exécuter.

Après la décapitation de l'utérus, la technique de Segond s'éloigne de celle de Péan. Jusqu'ici l'hémostase a été faite d'une façon préventive et les pinces placées de bas en haut.

C'est alors que Segond emprunte à Doyen son procédé de section médiane antérieure.

La face antérieure du corps utérin est fendue sur la ligne médiane, (fig. 0) à l'aide de ciseaux dont l'une des lames pénètre dans la cavité corporelle, tandis que l'autre lame est appliquée perpendiculairement à la face antérieure du corps et sur la ligne médiane.

Une pince de Museux est posée sur chaque lèvre de l'incision médiane (voir page 108), tandis que la vessie est bien relevée avec une valve. Le cul-de-sac vésico-utérin a été ouvert ou il va l'être bientôt. On aura soin de bien élargir le cul-de-sac péritonéal antérieur.

L'utérus attiré en bas et en avant s'abaisse; le fond tend à apparaître. On prolonge l'incision médiane de la paroi antérieure et on pose successivement à droite et à gauche de la partie supérieure de l'incision de nouvelles pinces de Museux.

Si l'utérus est gros et enclavé; s'il faut le réduire dans le sens transversal pour lui permettre de glisser dans la filière pelvienne, on pratique sur la ligne médiane l'évidement conoïde.

Pour ce faire, la portion de tissu utérin à enlever est solidement saisie entre les griffes d'une pince de Museux qu'on tire en avant. Un long bistouri (de préférence courbé sur le plat), est enfoncé d'avant en arrière dans le tissu utérin et décrit autour de la prise centrale un cône dont la base est périphérique, antérieure, et dont le sommet correspond à la partie profonde du tissu utérin. Pendant que l'instrument creuse ce cône, une autre pince de Museux est amarrée sur la portion du parenchyme située immédiatement au-dessus de la partie excisée. Les griffes inférieures de la pince de Museux pénètrent dans le creux produit par le bistouri qui est en train de tailler le cône en plein parenchyme. Les griffes supérieures de la pince s'appliquent sur la surface même de l'utérus, un peu au-dessus du cône d'évidement.

D'autres cônes peuvent être creusés soit plus profondément dans le tissu utérin, soit plus haut.

On aura toujours soin d'avoir sur l'utérus, au-dessus du point de section, une prise solide, avant d'enlever le fragment que l'on attaque avec le bistouri. Si par malheur on ne prenait pas cette précaution, on risquerait de n'être plus maître de l'utérus qui disparaîtrait dans la profondeur. Et alors il faudrait aller péniblement à la recherche de la masse utérine, saisir progressivement de bas en haut et délicatement avec des pinces le tissu utérin qui se présente, puis grimper progressivement jusqu'au point où l'on en était, avant que l'utérus ne se fut échappé.

L'utérus, quand il est petit et mobile, n'a pas besoin d'être morcelé par des évidements creusés en forme de coin dans le tissu utérin, pour qu'il bascule. En deux ou trois coups de ciseaux pratiqués sur la face antérieure du corps utérin et au milieu de cette face, on arrive à avoir sur les bords de l'incision des prises suffisantes pour faire culbuter en avant le fond de l'utérus.

S'il a fallu pratiquer des incisions conoïdes, cette bascule finale aura été plus longue à obtenir, mais elle viendra aussi.

Le fond de l'utérus étant extériorisé, il s'agit de pédiculiser, s'il est possible, les annexes et de faire l'hémostase de la partie supérieure des ligaments larges, de toute la portion des ligaments qui correspond au corps de l'utérus.

Les annexes seront extraites, détachées, pédiculisées comme il a été dit plus haut, page 130. Ces annexes seront ramenées en dedans, vers l'utérus, et on posera des pinces longuettes sur le ligament large de haut en bas, c'est-à-dire du fond vers la partie cervicale (voir fig. 20, page 154).

La première pince longuette, placée si c'est possible en dehors des annexes extériorisées, comprendra dans tous les cas la partie supérieure du ligament large. La longuette sera placée loin du bord utérin. L'index et le médius gauches de l'opérateur introduits de haut en bas et passés derrière le fond de l'utérus et la face postérieure du ligament large que l'on veut forcipressurer, guident les mors de l'instrument. La pince est serrée au maximum et les tissus sont coupés en dedans de l'instrument entre la pince et le bord utérin.

La même manœuvre est répétée du côté opposé, à moins que l'on préfère continuer à faire l'hémostase sur le même bord utérin et à n'entreprendre le pincement de l'autre ligament large qu'après hémostase totale du premier.

Quoi qu'il en soit, le ligament large est coupé en dedans de la première pince, et la partie inférieure de l'incision ne dépasse pas l'extrémité inférieure de l'instrument. Une seconde pince longuette est introduite de haut en bas, le long du bord utérin, en dedans et plus bas que la première pince longuette (fig. 26 B). On pince la portion sous-jacente du ligament large, au ras de l'utérus et on sectionne le ligament large.

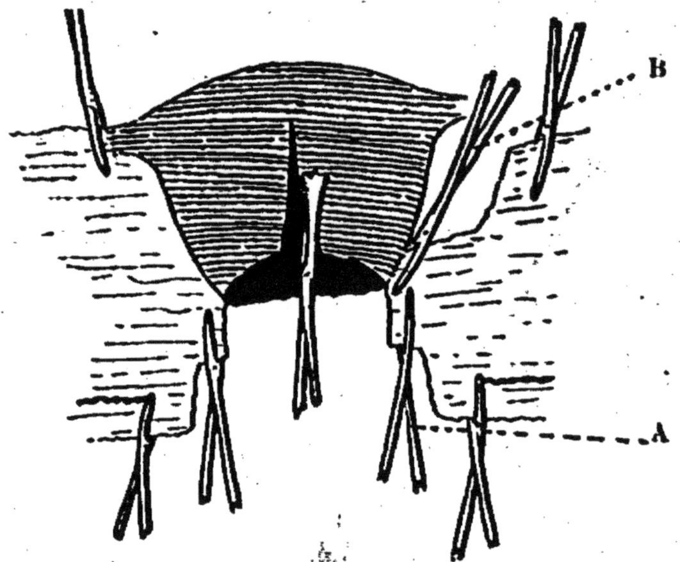

FIGURE 26. — *Opération de Segond.* — Utérus décapité. Le pincement a été fait d'abord de bas en haut. A Pince placée à gauche et de bas en haut, avant l'ablation du col. Puis les pinces ont été placées en sens inverse de haut en bas pour faire l'hémostase préventive de la partie supérieure de chaque ligament large. B Dernière pince gauche placée de haut en bas et allant à la rencontre de la pince A posée en sens inverse.

On complètera ou on commencera, suivant le cas, le pincement de la portion supérieure du ligament large de l'autre côté, comme on vient de le faire :

Pincement successif de haut en bas. Section entre l'instrument et le bord utérin. Deux, trois pinces et plus sont nécessaires.

L'utérus se trouve ainsi détaché. Au besoin si les annexes n'ont pas été enlevées, on essaiera de les atteindre après l'extirpation de l'utérus. On les pédiculisera et on mettra en dehors d'elles une pince longuette.

Les pinces entrent dans le vagin. Tandis que les pinces inférieures, celles qui ont été posées tout d'abord sur la base des ligaments larges, le long du col, remontent simplement dans la profondeur du vagin, celles qui ont été posées en dernier lieu, en sens inverse c'est-à-dire de haut en bas (les anneaux en l'air et l'extrémité en bas), ces pinces décrivent une grande courbe pour pouvoir s'enfoncer dans le vagin. Les anneaux qui étaient en l'air doivent se trouver en bas

Somme toute, Segond enlève le corps comme Doyen enlève la totalité de l'utérus.

En effet l'hémostase de la partie supérieure des ligaments larges est consécutive à la bascule du fond de l'utérus.

Quand les pinces sont entrées dans le vagin, il faut inspecter les parties profondes pour constater si l'hémostase est bien faite. Il est bon d'attendre quelques minutes avant de faire le pansement.

9° Autre modification des procédés Péan-Doyen.

J'ai décrit, il y a plus de quinze mois, un procédé mixte qui a été probablement utilisé par d'autres gynécologistes, tant son emploi me semble naturellement indiqué dans certains cas.

Le col est saisi latéralement avec deux pinces à abaissement, le cul-de-sac postérieur est bien mis à découvert. Il suffit de soulever le col en haut et de tirer en avant.

Avec des ciseaux, on coupe transversalement le cul-de-sac postérieur très haut, loin de l'orifice externe, au-dessus de l'insertion du vagin à l'utérus.

Cette incision longue de deux à trois travers de doigt comprend, si possible, le péritoine qui est largement ouvert par l'introduction des doigts ou par une valve. Si cette ouverture ne peut être réalisée, on décolle la face postérieure de l'utérus autant que faire se peut.

On pratique l'incision transversale en avant du col, à un centimètre et demi environ au-dessus de l'orifice externe. On réunit par le chemin le plus court l'extrémité droite de l'incision antérieure à l'extrémité droite de l'incision postérieure. On fait de même de l'autre côté.

L'utérus étant abaissé, on fend la face antérieure de la matrice sur la ligne médiane. Des pinces de Museux sont placées sur chacune des tranches utérines et posées les unes au-dessus des autres. Après avoir morcelé sur la ligne médiane et avoir exercé des tractions sur la partie supérieure de l'utérus, si l'on constate que l'extériorisation ne se fait pas, à cause des adhérences antérieures et postérieures et de l'inextensibilité des ligaments, on abandonne le projet primitif, c'est-à-dire le pincement de haut en bas, et on attaque l'utérus de bas en haut.

Deux pinces à traction, placées au niveau des sections supérieures, sont laissées en place.

On tire le col en bas et en avant avec les deux pinces qui ont été posées latéralement, au niveau de l'orifice externe et on pose une pince longuette, comme il a été déjà dit, sur la base du ligament large (voir fig. 27). Quoique l'utérus soit fendu sur la ligne médiane, le placement de cette pince est aisé. Section des tissus en dedans de la pince. Même manœuvre sur la base de l'autre ligament large. Section de celui-ci entre l'instrument et le côté correspondant du col.

Nouveau pincement de la portion du ligament situé au-dessus; nouvelle libération du col par section de la portion forcipressurée. On répète la manœuvre du côté opposé.

Le col est libéré. On le coupe transversalement.

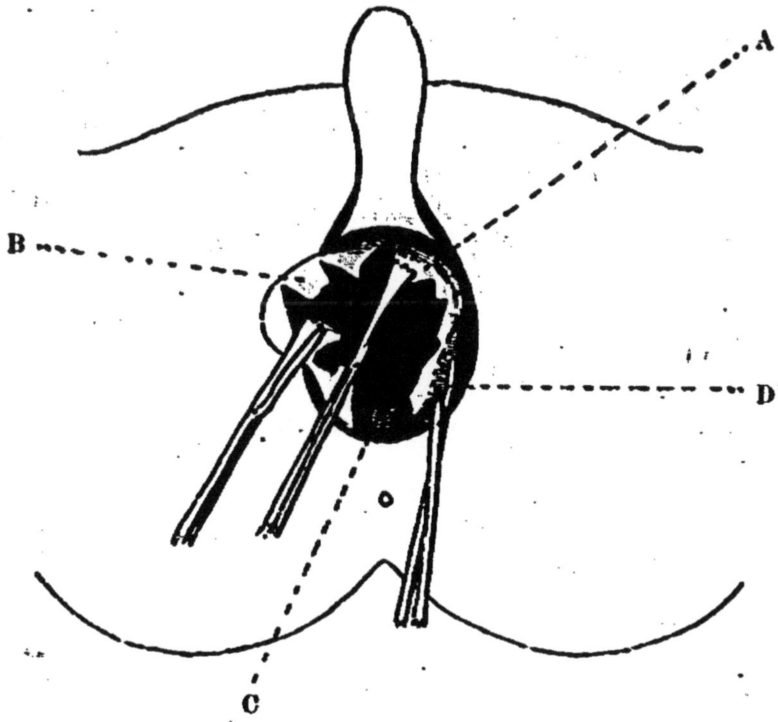

FIGURE 27. — *Transformation de l'hémisection verticale antérieure en opération de Péan.* — A Portion de l'utérus fibromateux et adhérent qui se prolonge dans la profondeur. B Portion de l'utérus qui a tendance à sortir du vagin. C. Cavité utérine. D Pince longuette placée à la base du ligament large gauche.

On répète les mêmes temps, en mettant des pinces de bas en haut et en sectionnant en travers l'utérus entr'ouvert. Au besoin, quelques sections de forme triangulaire, portant sur la face antérieure et à sommet dirigé vers le fond de l'utérus, permettent de mener à bien cette opération. Le fond de l'utérus finit par basculer en avant, sans qu'il se produise aucune hémorragie, si l'on a eu soin de bien faire l'hémostase préventive sur les parties latérales.

Le fond étant extériorisé, on essaie d'amener les annexes. Dans la majorité des cas, on est dans l'obligation de laisser les trompes et les ovaires, perdus qu'ils sont au milieu des exsudats ou trop adhérents aux viscères pour qu'il soit possible de les détacher.

Choix du Procédé.

Quand l'utérus est mobile et les annexes peu ou pas altérées, on peut enlever rapidement la matrice par tous les procédés qui ont été décrits.

Le section médiane antérieure est le procédé le plus rapide et le plus simple.

Il n'a qu'un inconvénient, c'est d'ouvrir la cavité cervico-corporelle, et, par suite, de mettre le péritoine en contact avec les sécrétions de l'utérus et les tissus morbides qui peuvent exister sur les surfaces de section et dans la cavité utérine.

Il est vrai qu'on peut désinfecter au préalable ou au fur et à mesure qu'on l'ouvre, le trajet cervico-corporel. Mais s'il s'agit d'un épithélioma de la cavité du corps, par exemple, peut-être est-il préférable — comme le recommandent certains gynécologistes distingués — d'éviter de mettre les tissus néoplasiques en contact avec les surfaces de section et la cavité péritonéale.

Dans ce cas, il est bon d'essayer de produire la bascule du fond de l'utérus, comme il est indiqué page 95, figure 10, sans fendre la paroi utérine.

L'hémostase peut être faite soit avec une pince qui saisit la totalité du ligament large, soit avec trois ou quatre pinces longuettes placées de haut en bas, c'est à dire du bord supérieur du ligament large à sa base.

S'il n'y a pas de pus autour de l'utérus et tout spécialement dans le cas de cancer utérin, il est avantageux de remplacer les pinces par des ligatures et, encore mieux, de faire l'hémostase d'emblée à l'aide de ligatures placées comme il a été indiqué page 96 et loin du bord utérin.

Dans la majorité des cas, il faut donner la préférence au procédé de Doyen, avec cette modification déjà indiquée et qui consiste à mettre plusieurs pinces de haut en bas, de la partie supérieure vers la base des ligaments larges.

Les avantages de l'hémisection antérieure sont nombreux et incontestables : rapidité opératoire, facilité plus grande et sécurité au point de vue de l'hémostase, enfin possibilité d'éviter le plus souvent une lésion urétérique.

L'hémostase ne se fait qu'à la fin de l'opération, quand l'hystérectomie n'est pas loin d'être terminée, quand le fond de l'utérus apparaît dans le vagin, plus ou moins près de la vulve.

L'hémostase est consécutive à l'extériorisation totale de la matrice. Les manœuvres qui ont pour but d'amener cette extériorisation ne sont nullement gênées par des pinces longuettes ou des pinces à forcipressure quelconques.

Cette absence de pinces à forcipressure n'est pas à dédaigner. Non seulement le champ opératoire ne se trouve pas encombré par les susdits instruments, mais, de plus, on ne risque pas, au cours des manœuvres d'abaissement et d'extériorisation, d'exercer des tractions intempestives sur ces pinces, tractions qui peuvent donner lieu à des hémorragies.

En outre, ce pincement du ligament large de haut en bas, c'est à dire de la partie supérieure vers la base, assure mieux l'hémostase, en imprimant au ligament forcipressuré et rentré dans le vagin une torsion sur laquelle j'ai déjà appelé l'attention.

Dans l'opération de Péan, le pincement des ligaments larges se fait progressivement de bas en haut, de la base vers la partie supérieure du ligament large. L'hémostase est primitive et préventive. On ne fend l'utérus qu'après s'être prémuni contre l'hémorragie. Les pinces sont placées toujours avant le morcellement de la zone utérine qui correspond à la zone vasculaire forcipressurée.

Le procédé original de Péan, caractérisé par l'hémostase préventive, par un pincement successif et de bas en haut de tout le ligament large et par le morcellement surtout transversal du parenchyme utérin, a des avantages et des inconvénients.

L'obligation de mettre une série de pinces qui encombrent quelque peu le champ opératoire ; l'hémostase plus difficile, moins sûre que celle qui peut se faire quand l'utérus est préalablement extériorisé, constituent l'infériorité du procédé Péan. Mais, dans les cas difficiles, quand l'utérus est fixé, enclavé, immobilisé, et que son fond ne veut pas et ne peut pas basculer, il est certain que le procédé Péan est le procédé de choix.

Dans la très grande majorité des cas, l'hémisection antérieure suffira et le procédé de Doyen est applicable. M. Bouilly n'emploie guère que ce procédé qui lui donne toute satisfaction.

Lorsque le fond de l'utérus n'a pas tendance à descendre, lorsque les tractions sont longues, pénibles et inefficaces, on pourra essayer avec avantage la fente médiane totale de l'utérus. La section antéro-postérieure de la matrice, la division de cet organe en deux valves latérales facilite la descente de l'utérus, dans certains cas, et favorise la pédiculisation des annexes.

Dans des cas exceptionnels, quand l'utérus est absolument immobilisé et entouré de tissus indurés et fibreux, quand l'organe est fixe à ce point qu'il n'y a guère d'espoir de le mobiliser et le faire basculer en avant, il faut faire le morcellement sur place et alors employer le procédé de Péan.

En somme, sauf exception, on peut commencer par pratiquer l'hémisection antérieure. Dans le cas où, malgré le morcellement, on ne parvient pas à extérioriser l'utérus, on peut esssayer de fendre la paroi postérieure, si surtout le cul-de-sac de Douglas n'est pas trop adhérent et les ligaments utéro-sacrés transformés en des masses rigides et dures.

Quand, au contraire, la paroi postérieure de l'utérus est fermement adhérente aux tissus, quand les efforts pour pénétrer dans le cul-de-sac postérieur sont infructueux, il vaut mieux transformer l'hystérectomie avec fente médiane antérieure en une opération, en apparence irrégulière, mais qui peut être, en réalité, bien réglée. On pratique la forci-pressure préventive des ligaments larges en commençant par la base, on libère le col et on sectionne transversalement ce qui reste du col déjà fendu sur sa partie antérieure. On continue progressivement le pincement préventif de bas en haut.

On fait l'hémostase et le morcellement consécutif (voir page 157).

Quant au procédé de Segond, qui est une combinaison du procédé de Péan et de celui de Doyen, il ne présente aucun avantage qui puisse le faire préférer, soit comme procédé de choix, soit comme procédé de nécessité.

Si l'utérus est mobile ou mobilisable, l'hémisection anté-rieure est plus rapide, plus facile et plus sûre.

On ne voit pas la nécessité d'abattre le col, de faire l'hémostase de la base des ligaments larges, avant de pro-céder à l'extériorisation du fond de l'utérus.

Le pincement de la base des ligaments larges, dès le début de l'opération, a des inconvénients. C'est à ce moment que les uretères sont les plus menacés. Ils le sont, dans tous les cas, beaucoup plus à ce moment qu'après la bascule du fond de l'utérus. Pincer les vaisseaux utérins dès le début de l'opération, c'est chercher une difficulté, c'est s'exposer au danger d'une hémorragie sérieuse, soit que la pince ait été mal placée ou mal serrée, soit qu'on ait fait une section au dessus de l'extrémité de la pince ou que la pince vienne à déraper sous l'influence des tractions.

Ces pinces, quoiqu'on en ait dit, gênent les manœuvres, encombrent, dans une certaine mesure, le vagin.

En outre, qu'on jette les yeux sur la fig. 26, et on verra que la pince B subit un mouvement de bascule qui porte les anneaux en bas et les mors en haut, tandis que la pince A subit un mouvement en sens inverse. Il peut se produire des déchirures, des hémorragies, au point qui correspond justement à la portion du ligament large, étreinte par l'extrémité des mors des deux pinces A et B.

HYSTÉRECTOMIE POUR FIBROME

Procédé de Péan.

Quand la tumeur atteint la grosseur d'une tête de fœtus, Péan emploie la méthode suivante qu'il décrit dans ses *Leçons de clinique chirurgicale* [1] :

« La malade étant endormie et couchée sur le côté gauche, la vulve rasée, le vagin étant bien lavé à l'aide de liquides

---

[1] Péan. *Leçons de clinique chirurgicale.* Tome VI, page 287. D'après Secheyron. *Traité d'hystérotomie et d'hystérectomie,* 1880.

antiseptiques, ses parois maintenues rétractées par les aides; nous commençons par détacher le col de l'utérus dans toute sa hauteur; puis nous le coupons latéralement; nous saisissons chacune de ses moitiés avec des crochets ou des pinces de Museux et nous l'attirons le plus près possible de la vulve.

Grâce aux pinces hémostatiques placées sur les vaisseaux, ce temps de l'opération se fait sans perte de sang. Arrivé au corps de l'utérus, nous trouvons dans sa dissection une certaine résistance, due à l'augmentation en longueur et en largeur de l'organe. Nous redoublons alors de précaution pour disséquer sa face externe, et nous cherchons à pénétrer le plus tôt possible en avant et en arrière dans les culs-de-sac péritonéaux. Cette dissection facilite évidemment la mobilité de l'utérus; mais, comme la tumeur, logée dans son épaisseur, l'empêche de s'abaisser, nous n'hésitons pas à le couper de chaque côté et à en écarter les deux moitiés. Dès que nous apercevons la tumeur, nous la morcelons avec le bistouri et les ciseaux jusqu'à ce que l'utérus soit assez réduit de volume pour pouvoir être entraîné en arrière du côté du vagin. Il ne nous reste qu'à détacher la portion restante des ligaments larges, à les lier ou à les pincer en même temps que les vaisseaux contenus dans leur épaisseur, et à l'extraire dès que l'organe est complètement exsangue.

On pourrait être tenté de croire que le morcellement de semblables tumeurs est dangereux, surtout à cause de la possibilité d'hémorragies, d'autant plus à redouter que les malades sont plus anémiques; il n'en est rien. Il suffit d'être bien exercé à la manœuvre de nos pinces hémostatiques pour n'avoir rien à craindre de semblable. »

Le procédé de Péan consiste à morceller l'utérus et la tumeur, à les enlever fragments par fragments, après hémostase primitive et définitive des parties latérales de la matrice.

INCISION VAGINALE

Il n'y rien de particulier a signaler dans le tracé de l'incision.

Libération de la vessie et du rectum. Pincement en dehors du col. Section entre la pince et le bord utérin. Division du col en deux valves, l'une antérieure, l'autre postérieure. Résection successive des deux valves. Pincement de bas en haut de la partie des ligaments larges située au-dessus. Section en dedans de l'instrument. Morcellement de la tumeur avec des ciseaux. Évidement conoïde en plein tissu fibromateux. Réduction des parties jusqu'à ablation totale.

Tous ces temps ont été déjà décrits page 70 à 74.

Quand il s'agit de fibrome, le morcellement est long, pénible et l'hémostase préventive nécessite l'emploi d'un nombre parfois considérable de pinces hémostatiques.

Procédés de Doyen et de Quénu.

Le procédé de Doyen est supérieur et c'est lui, avec quelques modifications de détail, dont il faut faire usage.

ABAISSEMENT DE L'UTÉRUS

Le col est saisi latéralement avec deux pinces qui abaissent l'utérus et qui resteront en place jusqu'au moment de l'extirpation de l'utérus.

INCISION AUTOUR DU COL

Il faut tout d'abord faire une incision transversale dans le cul-de-sac postérieur, loin de l'orifice externe, au-dessus de l'insertion vaginale. Cette incision portera sur la muqueuse

du vagin et aussi sur le péritoine autant que faire se peut
(pour plus de détails voir page 86). L'on se servira des ciseaux de préférence. Une incision transversale sera pratiquée en avant du col, à quinze millimètres environ de l'orifice externe. Cette incision est située plus près du museau de
tanche que ne l'est l'incision postérieure.

LIBÉRATION DU COL

La vessie est refoulée avec les plus grandes précautions.
Avec l'ongle on cherchera le plan de clivage, on refoulera
d'abord le tissu cellulaire qui sera ensuite sectionné à petits
coups de ciseaux, non pas dans la partie supérieure du décollement mais dans sa partie inférieure. Le tissu cellulaire
est libéré progressivement de bas en haut. On a soin de
chercher toujours le tissu utérin qui doit servir de guide
dans la libération du col. Il ne faut pas s'attendre à trouver
rapidement le cul-de-sac vésico-utérin ordinairement refoulé
par la tumeur, comme l'est du reste la vessie elle-même. On
ne cherchera donc pas systématiquement le cul-de-sac péritonéal ; s'il se présente, tout est pour le mieux, on l'ouvre ;
dans le cas contraire, on se contente de repousser la vessie,
de la décoller, de dénuder le col le plus haut possible et de
placer une valve sous le lambeau vésico-vaginal décollé.

SECTION MÉDIANE ANTÉRIEURE.

L'utérus étant bien abaissé, et la direction du trajet cervico-utérin ayant été relevée, on pratique la section médiane
de la face antérieure du col. Il est bien entendu que l'on
ne touche pas aux zones vasculaires, que l'on n'y place
aucune pince à forcipressure et que le souci constant de
l'opérateur sera d'éviter avec le plus grand soin les parties

latérales de l'utérus. Les instruments travailleront, autant que possible, sur la ligne médiane ou en plein tissu fibromateux.

Donc, le col est fendu sur la ligne médiane de la face antérieure. Deux pinces à abaissement sont placées sur la partie supérieure des lèvres de l'incision verticale et l'utérus est abaissé davantage. Un tampon imbibé d'un liquide anti-septique sert à nettoyer progressivement la cavité cervicale, à mesure qu'elle est ouverte.

On décolle avec le doigt la vessie soulevée par une valve. L'incision médiane est prolongée et immédiatement on saisit le plus haut possible les parties les plus élevées des lèvres de l'incision. Comme il a été dit page 108, les dents de la pince mordent les unes dans la surface de section utérine, les autres sur la face antérieure.

La prise étant reconnue bien solide, on abaisse de nouveau l'utérus; on relève la vessie, et le doigt introduit au-dessous de la vessie légèrement soulevée, découvre une nouvelle portion de la face antérieure de l'utérus. Les ciseaux pro-longent la section médiane par en haut. Il est rare que le cul-de-sac vésico-utérin ait pu échapper à l'action des ciseaux. Le plus souvent il a déjà été ouvert ou il l'est à ce moment. L'incision péritonéale sera largement agrandie dans le sens transversal. Il suffit d'introduire les index dans la bou-tonnière péritonéale et de les écarter l'un de l'autre. La valve pénètre dans le cœlome et maintient la vessie soulevée.

Par suite de l'incision médiane antérieure, l'utérus se trouve entr'ouvert comme un livre. La conduite à tenir diffère un peu suivant le mode d'implantation du fibrome, suivant sa disposition par rapport à la coque utérine.

Le but à atteindre est l'extériorisation de l'utérus et de la tumeur. Pour y arriver il faut faire passer matrice et tumeur à travers la filière pelvienne. Comme celle-ci est trop étroite pour laisser glisser une telle masse, la réduction des parties s'impose; le morcellement est indispensable. Dès que la tumeur aura suffisamment diminué de volume, elle franchira les points les plus rétrécis du bassin et se dégagera du côté de la vulve.

S'agit-il d'un fibrome développé de préférence aux dépens de la paroi antérieure, c'est à ce niveau surtout qu'il faudra faire porter le morcellement. On peut pratiquer des incisions en V ou en Y sur cette paroi. Ces incisions s'embranchant sur la section médiane permettent de fragmenter les parties fibromateuses comprises entre les deux branches du V en des fragments plus petits, qu'on divise et enlève avec les ciseaux.

On a soin, toutes les fois qu'on enlève un des fragments, de placer une pince de Museux sur le tissu utérin ou fibromateux situé au-dessus de l'incision. On est sûr d'avoir une prise solide permettant d'abaisser davantage la tumeur qui ne peut plus s'échapper et disparaître dans la profondeur.

A la place de ces sections en V et en Y ou concurremment avec elles, on peut pratiquer des évidements conoïdes (fig. 28). tels qu'ils ont été déjà décrits page 152. Ici ils sont plus de mise que jamais. On sait en quoi ils consistent. L'ablation des cônes de tissu fibromateux s'exécute en fixant avec une pince à traction la portion de tumeur qui doit être enlevée avec un bistouri courbé sur le plat. On enfonce la pointe du bistouri à une certaine distance des griffes de la pince et on décrit tout autour de cette pince une incision telle qu'un cône plein se trouve ainsi formé. Le sommet du cône est profondément situé et la base se trouve à la périphérie.

Pendant que ce cône est mobilisé et avant qu'il ne soit détaché, une pince de Museux est amarrée sur le segment supérieur qui reste en place. Les mors mordent, en partie, dans la cavité formée par le cône en voie de détachement et en partie sur la partie superficielle et supérieure de la tumeur.

Quand on exécute ces évidements conoïdes on a la précaution de toujours travailler en plein tissu morbide, de préférence sur la partie médiane, du moins le plus loin possible des bords utérins qu'il faut éviter, car ce sont des zones vasculaires que l'on doit respecter, si l'on veut être à l'abri de l'hémorragie.

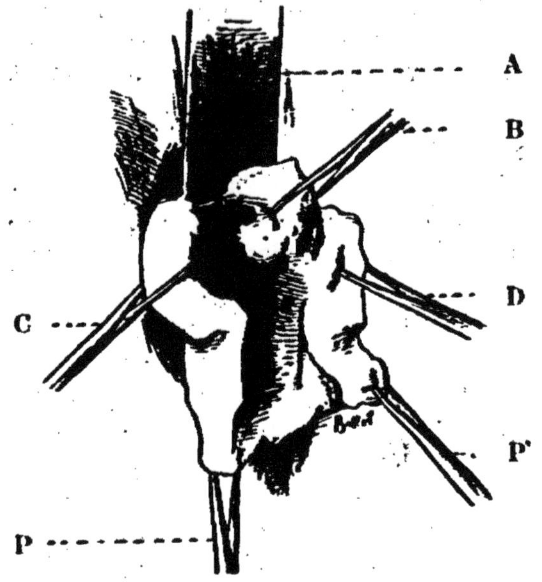

FIGURE 28. — *Évidement conoïde.* — A Valve qui relève la vessie. B. Pince qui a saisi le fragment qu'il s'agit d'enlever. C et D Pinces qui écartent les lèvres de l'incision médiane, au niveau du corps. P et P' Pinces laissées sur les parties latérales du col.

Il est évident qu'il faut savoir apprécier l'épaisseur des tissus compris entre la superficie et la face péritonéale que l'on ne doit pas entamer. Pour ce faire, on tâchera de se rendre compte, avec les doigts passés dans le cul-de-sac antérieur ou dans le cul-de-sac postérieur, de la distance qui sépare encore le bistouri placé superficiellement de la face postérieure de la tumeur. Du reste, en enfonçant le bistouri lentement avant de décrire la section conique, on a la sensation qu'on est en plein tissu myomateux.

Quand on a enlevé un premier cône, une autre portion de tissu fibromateux se présente. On la saisit solidement avec des pinces de Museux et on recommence le tracé d'un second évidement.

Ce n'est pas une seule prise qu'il faut faire, ce sont des pincements successifs en plein tissu et des évidements nombreux.

Autant que faire se peut, on respectera la coque utérine qui servira à la traction et à la bascule finale en avant. Ainsi donc, quand on aura fendu l'utérus sur la ligne médiane et qu'on aura dégagé un peu la tumeur sur la tranche de section antérieure, on visera la tumeur qui apparait entre les lèvres de l'incision, on tâchera de morceler le fibrome qui est infiltrée dans la paroi utérine, en conservant la périphérie que forme l'enveloppe du fibrome. C'est donc au centre qu'il faut se diriger, en même temps qu'on a tendance à remonter du côté du pelvis.

M. Quénu donne le conseil de fendre *le col* non seulement en avant sur la ligne médiane mais aussi en arrière.

Cette section est totale, surtout quand la tumeur est développée en arrière aux dépens de la paroi postérieure. C'est alors sur cette masse postérieure qu'il faut faire porter le principal effort dans les tentatives d'évidement et de traction.

Il est une autre manœuvre bien indiquée par Quénu et qui est avantageuse. Elle consiste à découvrir d'abord le noyau néoplasique souvent par une incision oblique; à l'énucléer ensuite, sans le fragmenter, dès qu'il est découvert, par un mouvement de bascule avec les ciseaux courbes fermés, glissés entre la fibrome et sa capsule. Les ciseaux servent de levier pour déloger les masses fibreuses qui tendent à s'échapper au dehors, dès que leur capsule est enlevée. Ce « désencampsulement » se fait parfois très aisément. Dans d'autres cas, quand on travaille déjà dans la masse fibromateuse la prise manque pour les pinces. Il faut fendre le tissu morbide verticalement ou transversalement jusqu'à une certaine profondeur et on crée, de cette manière, des surfaces nouvelles qui permettent à deux pinces de Museux de mordre solidement dans la masse fibro-myomateuse.

On enlève alors un cône sur chacune des pinces qui ont été posées.

Mais il se peut qu'on n'arrive pas encore au résultat désiré malgré les évidements, malgré les sections, malgré le désencampsulement. Les pinces n'ont plus de prise; elles glissent, elles ne peuvent plus mordre.

Il faut alors employer les cylindres creux de Doyen qui ont un double avantage, comme l'évidement conique, du reste, de réduire la masse fibromateuse et de fournir une prise aux pinces. La tumeur étant fixée par en haut et refoulée par une main placée sur la région hypogastrique, on saisit le cylindre à pleine main. Avec le bord tranchant de ce cylindre creux on attaque le tissu morbide qui se laisse entamer par des mouvements de rotation imprimés à l'instrument. Le cylindre s'enfonce dans la tumeur qu'il creuse plus ou moins profondément. On obtient ainsi des rondelles cylindriques, faciles à enlever et qui laissent après leur extraction une cavité de largeur variable. Cet évidement cylindrique détermine une réduction de la masse totale, un aplatissement et une diminution fort utiles au dégagement de la tumeur et de l'utérus.

Il suffit de placer les pinces de Museux à la partie supérieure des surfaces sectionnées et aux dépens des surfaces obliques créées par l'évidement central pour que l'extériorisation de la tumeur puisse se faire. Le dégagement du fibrome s'effectue quand, par le morcellement fait d'une façon ou d'une autre, la réduction des parties utérines et fibro-myomateuses est telle que la masse entière s'adapte aux diamètres du bassin.

Tout ce temps est exécuté sans hémostase. La tumeur ne saigne pas. S'il y a un jet de sang, on place une pince de Museux sur la tranche qui saigne et on tord les tissus saisis avec l'instrument.

Il a été déjà dit que parfois il fallait s'attaquer surtout à la face postérieure de l'utérus et pratiquer le morcellement à ce niveau. Quand la tumeur est développée aux dépens de la paroi postérieure, c'est la conduite qu'il faut tenir. On fend la paroi antérieure de l'utérus aussi haut que possible et la paroi postérieure *du col*, de façon à ouvrir la *boîte utérine*, suivant l'expression de Quénu, et alors on peut plus aisément procéder aux évidements coniques et cylindriques

Dans certains cas, il est très indiqué de commencer par morceler un fibrome plus au moins saillant dans le Douglas, mais qui est placé de telle sorte qu'il s'oppose invinciblement à l'abaissement de l'utérus fibromateux.

L'incision du cul-de-sac postérieur est pratiquée. On ouvre le Douglas et on va avec précaution saisir avec des pinces à traction la masse fibromateuse que l'on attire le plus bas possible, à travers les lèvres de l'incision dans quelques cas heureux. Ce corps fibromateux, qui n'est relié parfois à la paroi utérine que par une base d'implantation peu large, sera morcellé avec des ciseaux ou au bistouri convexe. Il faut savoir que les sections faites au centre de la tumeur saignent peu et que si une artériole venait à donner, on en ferait l'hémostase avec des pinces de Museux placées sur le vaisseau. On imprime à l'instrument un mouvement de torsion qui détermine un coude dans le trajet de l'artère. La compression, d'une part, et cette torsion de l'autre suffisent à mettre fin à la perte de sang.

Il n'est pas nécessaire dans le cas spécial qui est envisagé, que toute la tumeur quelque peu indépendante de l'utérus ou faisant corps avec lui, soit totalement enlevée. Il suffit que la masse qui s'oppose à la descente de l'utérus et qui butte contre la paroi postérieure du bassin soit suffisamment réduite pour permettre d'abaisser la matrice et de fendre sa paroi antérieure.

Chez une autre malade l'obstacle provient de la partie antérieure de l'utérus. La tumeur s'est développée surtout en avant et refoule la vessie. La technique sera modifiée de ce fait. On portera la plus grande attention au décollement de la vessie qui présente dans l'espèce quelques difficultés. Ici le morcellement sera surtout antérieur. On exerce des tractions d'arrière en avant et de haut en bas. Les pinces doivent être tirées obliquement du côté du périnée, de façon à déprimer la fourchette. En même temps la valve supérieure qui relève la vessie est soulevée le plus possible, en même temps qu'elle s'enfonce un peu plus profondément. La tumeur tirée en bas fait avec la valve un angle plus ou moins aigu. Cet espace libre entre le fibrome et l'instrument permet de prolonger avec les ciseaux la section médiane par en haut.

DÉGAGEMENT ET EXTÉRIORISATION DE LA MASSE TOTALE

L'opérateur a morcelé pendant trente, quarante minutes et plus. L'adaptation des diamètres de la tumeur fibro-myomateuse aux diamètres du bassin n'est pas encore faite, alors même qu'on a déjà enlevé des fragments nombreux et parfois considérables de tissu fibro-myomateux.

On palpe du côté de l'abdomen et l'on constate une diminution très sensible de la tumeur que l'on sent parfois difficilement, engagée qu'elle est dans la filière pelvienne. Il est même bon d'être prévenu que la palpation abdominale induit dans certains cas dans l'erreur, et fait croire qu'il ne reste presque plus de tumeur, alors que la masse qui subsiste encore est volumineuse. Force est de morceler de nouveau.

Quoi qu'il en soit, à un moment donné, sous l'influence des mouvements de traction faits lentement, d'une façon continue et avec une force suffisante, la masse fibromateuse qui reste descend à travers la filière et se dégage, comme le fœtus au moment de l'accouchement.

DÉGAGEMENT

La masse principale se dégage comme elle peut et l'opérateur n'est pas libre de faire passer à sa guise l'utérus avant les masses fibromateuses adjacentes, s'il y en a, ou le reste du néoplasme avant l'utérus proprement dit.

Quand le dégagement va avoir lieu, on en a nettement la sensation. Il se produit un tassement des parties et un glissement rapide qui contrastent avec les résistances constatées jusque-là. Parfois le bloc entier, utérus et fibrome, vient d'un coup.

Dans certains cas, la matrice accompagnée de ses masses néoplasiques se présente de biais et adapte son plus petit diamètre aux plus petits diamètres du bassin. On favorise par des tractions obliques le mouvement de descente et quand un des pôles de la tumeur est dégagé, il faut tirer, suivant un autre axe, les portions qui n'ont pas encore franchi le détroit inférieur.

La sortie de la tumeur a des analogies avec les derniers temps de l'accouchement.

Il se peut qu'une grosse partie de la tumeur, y compris l'utérus, soit dégagée et qu'il reste encore d'autres masses fibromateuses. C'est par exemple un fibrome pédiculé et implanté sur le fond de l'utérus qui est encore dans le petit bassin.

Souvent il suffit de désobstruer l'entrée du vagin, par l'ablation rapide de grosses tumeurs, pour que l'on ait facilement raison du fibrome aberrant. Pour pratiquer cette extirpation qui se fait à la vulve, on a bien soin de respecter les parties latérales de l'utérus, la zone des insertions des ligaments larges. Ceci fait, le pédicule du fibrome est saisi et abaissé. La tumeur se présente dans le vagin et est extraite aisément. Il n'en est pas toujours ainsi et on peut être obligé de morceler encore ce fibrome pédiculé et trop volumineux pour franchir la filière pelvienne.

HÉMOSTASE

Jusqu'ici l'opération a été faite, pour ainsi dire, à blanc. Si, dans le cours de la section médiane ou des morcellements, un jet de sang apparaît, on appliquera comme il a été déjà dit, au niveau du vaisseau *une pince de Museux* qui étreint les tissus voisins en même temps que l'artère. Un léger mouvement de torsion imprimé à la pince assure mieux l'hémostase, par ce fait que non-seulement l'artère est comprimée mais qu'elle est brusquement coudée. Éviter les parties latérales de l'utérus, c'est-à-dire les zones vasculaires et par suite dangereuses sera le souci constant de l'opérateur.

Donc le bloc fibromateux est extériorisé et il s'agit d'assurer l'hémostase.

La pince gauche laissée sur le col est tirée en bas et à droite, tandis qu'une autre pince plus haut placée sur le corps utérin agit dans le même sens.

On introduit l'index de la main gauche sous le ligament large gauche en déprimant le périnée et en passant sur la face postérieure de ce ligament. La pulpe de la troisième phalange apparaît à la partie supérieure du ligament large. On embrasse ainsi avec la face palmaire de ce doigt toute la hauteur de ce même ligament.

Doyen place de haut en bas, sur toute la hauteur du ligament une longue et forte pince et dispose parallèlement à la première une pince plus petite comme largeur, mais aussi longue.

Il est préférable de pincer le ligament large par étapes, avec 3, 4 ou 5 pinces, au besoin, qui sont placées de haut en bas, le bec en bas et les anneaux en l'air. L'hémostase se fait donc progressivement de la partie supérieure vers la base des ligaments larges (voir page 112).

Enfin, j'aime mieux mettre des ligatures, quand le dégagement et l'extériorisation ont pu se faire complètement (voir pages 96 et suivantes).

Jusqu'ici il n'a pas été question des annexes.

Si celles-ci sont saines, il faut les laisser, et l'hémostase sera faite le long de l'utérus.

Au contraire, les annexes sont-elles infiltrées, augmentées de volume, dégénérées — et le fait est assez fréquent, —il est indiqué de les extirper.

On devra donc les extérioriser, les pédiculiser et faire l'hémostase à leur partie externe. On se comportera, dans ces cas, comme s'il s'agissait d'une hystérectomie pour salpingite mobilisable.

S'il est possible d'attirer en dehors la trompe et l'ovaire avant de faire l'hémostase, l'opération n'en sera que plus rapide, car on pourra poser la première pince en dehors de l'ovaire. Que si la chose présente des difficultés, force sera d'enlever d'abord la tumeur et l'utérus et de procéder ensuite à la pédiculisation et à la ligature des annexes.

Enfin y a-t-il complication inflammatoire autour de l'utérus,

existe-t-il soit des poches suppurées ou non, soit des adhérences, il se peut que la pédiculisation annexielle soit dan-
gereuse, sinon impossible, et alors on sera dans l'obligation
d'ouvrir les poches, de rompre les adhérences et d'assurer
le drainage vaginal.

On s'assurera de l'hémostase des deux ligaments larges et
on vérifiera si la tranche vaginale ne donne pas du sang
(voir page 117).

Enfin le pansement et les soins consécutifs se feront comme
il a été déjà dit.

HYSTÉRECTOMIE VAGINALE POUR INVERSION
UTÉRINE TOTALE

Voici comment Verchère (¹) donne le conseil d'opérer :

« J'ajouterai, au point de vue opératoire, qu'il faut se défler
du décollement exagéré du péritoine en avant, non que l'on
doive craindre d'entraîner la vessie, mais qui peut induire
en erreur et faire hésiter quelque temps. Aussi je conseille-
rai, dans les cas où l'inversion utérine est diagnostiquée avec
certitude, d'inciser directement en arrière sur la ligne
médiane, le cul-de-sac postérieur, de pénétrer ainsi dans le
péritoine, puis introduisant un doigt qui vient se coiffer en
avant du cul-de-sac antérieur, d'inciser verticalement le col
et le cul-de-sac antérieur, de façon à ce que l'utérus ne tienne
plus que par les culs-de-sac latéraux et le faisceau des ligaments intra-péritonéaux. A ce moment, il sera possible de
tenter la réduction problématique ; si celle-ci ne réussit pas,

(¹) Congrès périodique de Gynécologie, d'Obstétrique et de Pédiatrie, 1ʳᵉ session,
Bordeaux, avril 1895, Paris 1896, p. 116.

il deviendra facile de continuer l'hystérectomie, de séparer le faisceau des ligaments en deux demi-faisceaux, de porter l'un à droite, l'autre à gauche, d'abaisser avec un doigt l'ovaire et la trompe de chaque côté et de saisir au-dessous ces organes avec deux pinces placées d'avant en arrière, qui assureront l'hémostase et seront laissées en place. Il serait tout aussi facile de faire des ligatures, les parties à lier se trouvant en faisceau très grêle sous les doigts et sous les yeux de l'opérateur.

Duret ([1]) a publié au Congrès de Genève l'intéressante communication suivante :

La disposition des parties dans l'inversion se trouve modifiée, et les conditions opératoires ne sont pas tout à fait celles qu'on rencontre dans les hystérectomies pour cancer, pour altération des annexes ou pour prolapsus utérin.

L'inversion s'accompagne ou non de prolapsus vaginal : mais il y a une différence avec la chute de la matrice.

Il faut avoir en vue surtout, dans l'opération pour inversion, l'existence de l'infundibulum péritonéal. S'il y a prolapsus, il est très étendu, très profond et comprend deux poches : l'une péritonéale constituée par la dépression de la séreuse pelvienne et des ligaments larges plissés verticalement, l'autre intra-utérine, correspondant à la surface péritonéale de la matrice retournée : un étranglement les sépare, souvent très étroit, et très rigide ; il est constitué par l'anneau fibro-musculaire du col utérin. Dans l'une et l'autre poche s'engagent des viscères : d'abord les annexes, trompes, ovaires, ligament rond, qui descendent ordinairement jusque dans la seconde poche, et dont le pédicule est étranglé au niveau de l'anneau, et qui deviennent le siège de turgescences inflammatoires et d'altérations diverses, si les lésions sont

____

([1]) *Semaine Gynécologique*, 1896, p. 293.

anciennes. Mais le principal danger pendant l'opération vient de la présence dans l'infundibulum d'une anse intestinale, de l'S iliaque, de l'épiploon ou de la vessie, organes dont la présence a été fréquemment signalée. Ajoutons que souvent des adhérences inflammatoires rendent l'ablation chirurgicale plus laborieuse.

Il est, au contraire, une autre disposition qui rend l'opération plus facile. Dans l'inversion, même avec prolapsus, la vessie reste en place, ne descend pas avec la matrice ; le fait a été constaté dans nos deux cas et dans nombre d'observations. Pourquoi cette absence de déplacement du réservoir urinaire, alors que sa chute est si constante dans les prolapsus ordinaires ? Sans doute parce que les attaches du col utérin ne sont pas élongées par un travail préparatoire. Elles ont conservé toute leur résistance.

Les premiers temps de l'hystérectomie vaginale faite selon les méthodes ordinaires, rencontrent une difficulté, lorsque l'inversion s'accompagne de prolapsus. Le col est alors complètement effacé : la surface muqueuse de l'utérus inversé se continue sans ligne de démarcation avec la muqueuse vaginale : à peine remarque-t-on une différence de coloration. Sur quel point précis faire porter l'incision transversale du cul-de-sac antérieur, et du cul-de-sac postérieur, temps par lesquels commence toute hystérectomie ? Nous avons été aidé, dans la détermination du lieu de l'incision, par le palper : en saisissant entre le pouce et les doigts le pédicule de la tumeur, on apprécie aisément à travers son épaisseur le point ou se trouve le museau de tanche et on sectionne au-dessus. Il faut alors pénétrer avec prudence, car on tombe aussitôt dans l'infundibulum pelvien, au-dessous de son collet. Il n'y pas de décollement de la vessie à opérer : celle-ci est restée en-dessus de l'incision.

Dès qu'on pénètre dans l'infundibulum par les incisions

transversales, soit en avant, soit en arrière, on risque de blesser les viscères. Aussi dans nos opérations, la petite boutonnière antérieure, étant faite avec précaution, nous explorons l'infundibulum, nous nous rendons compte par le toucher des organes contenus. S'il n'y a pas d'adhérences on peut les réduire, et les maintenir sur un point plus élevé par un tampon iodoformé. Il est plus simple, plus prudent, de continuer l'hystérectomie par le procédé de la section médiane.

Du milieu de l'incision transversale antérieure, nous faisons tomber perpendiculairement une seconde incision, qui, partant de là, divise la face de l'utérus jusqu'à son fond. Le doigt introduit par la boutonnière antérieure, jusqu'au fond de l'infundibulum, dirige l'instrument tranchant, et prévient la blessure des organes herniés. Par la large ouverture de la face antérieure de l'utérus, on aperçoit aisément les annexes et leurs pédicules, qu'on peut lier déjà en partie, comme nous l'avons fait dans un cas.

A ce moment de l'opération nous relevons l'utérus, nous le portons en avant, et nous incisons transversalement le cul-de-sac postérieur jusqu'au péritoine.

Il vaut mieux maintenant procéder à la ligature des artères utérines ; pour cela, incision de la muqueuse vaginale sur les côtés et léger décollement de celle-ci. On saisit entre l'index et le pouce la base des ligaments larges contenant l'utérus et à l'aide d'une aiguille de Deschamps on l'enserre entre deux ligatures fortes à la soie de chaque côté. On achève l'hémisection utérine : incision verticale de la face postérieure et du fond de l'organe dans toute leur épaisseur.

On attire en bas chacune des deux moitiés, au-dessus on recherche les annexes; on les détache avec les doigts, si elles sont adhérentes, puis on place au-delà des ligatures très serrées un fil de soie. On coupe en dedans des ligatures. L'opération est terminée

On peut, pour aller plus rapidement dans l'ablation, mettre des pinces qu'on remplace ensuite par des ligatures.

L'hémisection du corps de l'utérus prolabé a été faite dans une de nos opérations de bas en haut, du fond de l'utérus inversé vers le col.

HYSTÉRECTOMIE VAGINALE POUR PROLAPSUS

M. Pozzi ([1]), s'inspirant de Fritsch, a décrit le procédé opératoire suivant :

« Je commence par circonscrire au bistouri sur la paroi vaginale antérieure un grand lambeau triangulaire, dont le sommet répond au voisinage du méat urinaire et en est distant de deux à trois centimètres au plus. La base de ce lambeau comprend dans son écartement le col utérin dont il longe les côtés. Un petit lambeau triangulaire analogue est dessiné au bistouri sur la paroi postérieure ; ces deux triangles inégaux se confondent par leurs bases et forment par leur ensemble un losange allongé d'avant en arrière.

Je dissèque alors aux ciseaux les deux lambeaux de la muqueuse du vagin. Pour faciliter ce temps, il faut placer une sonde d'homme dans la vessie et en promener le bec sous l'endroit que l'on dissèque. Il faut également bien tendre les parties à l'aide de pinces tire-balles fixées sur les limites du champ opératoire. Lorsque les deux lambeaux vaginaux sont disséqués et pendent en avant et en arrière du col, on se trouve dans les conditions de l'hystérectomie ordinaire, avec cette différence que la vessie affecte ici des rapports plus intimes et plus étendus avec le col de l'utérus élongé.

([1]) *Traité de gynécologie*, 3ᵉ édition 1897, p. 501.

Je dissèque aux ciseaux la vessie et à mesure que le col utérin devient libre, je l'incise de bas en haut sur sa face antérieure, et je fixe les pinces sur la tranche de l'incision, de façon à abaisser de plus en plus l'organe. On peut ainsi arriver dans certains cas jusqu'au cul-de-sac vésico-utérin. Mais, si l'on éprouve trop de difficultés, on doit renoncer à l'atteindre d'emblée, et passer immédiatement au temps suivant. Celui-ci consiste dans l'ouverture du cul-de-sac de Douglas avec les ciseaux. Par cette ouverture, on peut alors recourber les doigts en crochet par delà l'utérus, et, grâce à cette manœuvre, déprimer le cul-de-sac vésico-utérin et parvenir à l'inciser. L'utérus étant ainsi complètement dégagé sur ses deux faces, on procède à la ligature des ligaments larges. On parvient ainsi à dégager suffisamment l'utérus pour pouvoir saisir sa face postérieure et le faire basculer d'avant en arrière pour achever de lier les ligaments larges de leur sommet à leur base. Aucune manœuvre spéciale n'est nécessaire pour fixer le fond du vagin aux moignons des ligaments larges; le processus cicatriciel se chargera de ce soin.

Reste à réunir la large plaie vaginale qui laisse à découvert une grande partie de la surface de la vessie. En avant, cette réunion est faite au catgut à l'aide d'une suture continue à trois plans superposés. En arrière, on place simplement quelques points séparés de suture au catgut de manière à réunir la plaie qui résulte de l'ablation du petit lambeau vaginal postérieur. Avant de les serrer, on introduit une mèche de gaze iodoformée au niveau de l'espace qu'occupait l'utérus enlevé.

Enfin, dans un dernier temps, on pratique une périnéorraphie par dédoublement, selon le procédé de Lawson Tait modifié. C'est là, je le répète, le point capital de l'opération, quoique par son peu de durée et sa facilité relative, il paraisse n'être qu'accessoire. »

Dans les cas de prolapsus, quand l'hystérectomie vaginale est indiquée — ce qui est l'exception — l'opération m'a toujours paru assez simple. Il faut tout d'abord ouvrir le cul-de-sac postérieur, ce qui est facile, et pratiquer ensuite l'incision transversale antérieure très bas, très près de l'orifice externe. On décolle la vessie et on incise le cul-de-sac vésico-utérin. Le fond de l'utérus est basculé en avant. On lie les ligaments larges. On enlève l'utérus. Il m'a semblé utile de suivre la pratique préconisée par Quénu, c'est-à-dire suturer le ligament large du côté droit au ligament du côté opposé, en même temps qu'on fixe les lèvres de la plaie vaginale à la base des ligaments larges tendus comme une sangle. Mais avant de suturer les ligaments entre eux et au vagin, il faut, de toute nécessité, pratiquer une colporraphie antérieure très large et une colpo-périnéorraphie extrêmement soignée. Le procédé de Fehling (double colporraphie antérieure), m'a donné deux bons résultats et j'avoue que c'est à la colpo-périnéorraphie de Hégar que je donne la préférence.

Soins consécutifs.

Si les pinces ne gênent pas le cathétérisme, si le méat urinaire est facilement accessible et si l'on est sûr du personnel qui doit sonder l'opérée de jour et de nuit, on ne mettra pas de sonde à demeure. La malade sera cathétérisée toutes les trois heures.

Dans les cas contraires, on mettra, pendant trois ou quatre jours environ, une sonde de Petzer ou de Malécot à demeure.

Ces sondes en caoutchouc ont une dilatation au niveau de l'extrémité qui doit pénétrer dans la vessie. La partie dilatée peut être redressée et aplatie à l'aide d'un hystéromètre qu'on introduit au-dessus de la partie dilatée et élargie. Une traction est exercée sur la partie inférieure de la sonde qui se tend, s'allonge, s'amincit. La partie dilatée s'aplatit ainsi. On peut alors glisser dans l'urèthre la sonde maintenue tendue à l'extrémité de l'hystéromètre qu'on enfonce dans le canal, en guise de mandrin.

L'extrémité libre de la sonde est mise dans un bocal contenant une solution de sublimé. Souvent on préfère fermer la sonde avec une pince hémostatique que l'on ôte toutes les heures par exemple, pour pratiquer l'évacuation de la vessie.

Certains opérateurs (Segond, Péan) mettent systématiquement une vessie de glace sur le bas ventre. Cette pratique ne semble utile que si l'hémostase n'a pas été parfaite ou si l'on a lieu de redouter des complications septiques.

Faut-il faire toujours, à l'exemple de quelques chirurgiens, des injections de sérum artificiel ?

Ces injections ne sont pas indiquées quand l'opération a été simple, quand la séance opératoire n'a pas été de longue durée, quand la malade n'a pas perdu du sang.

S'il en était autrement, les injections de sérum artificiel seront avantageusement pratiquées.

A moins d'urgence, il faut de préférence faire des injections sous-cutanées. Les grandes injections veineuses ne sont de mise que s'il y a péril en la demeure, comme dans le cas d'une hémorragie très grave.

La malade aura un coussin placé sous les genoux. Les cuisses resteront ainsi légèrement fléchies sur le bassin pour éviter toute fatigue à la malade. Un cerceau écartera les draps. Le faisceau des pinces sera mis à l'abri de tout froissement.

On ne donnera aucune boisson à la malade. Les premiers vomissements ne seront pas combattus. C'est avec peine qu'on se décidera à donner quelques petits morceaux de glace ou du champagne frappé, à l'opérée. Moins elle absorbera de liquide, plus vite elle sera débarassée de ses vomissements.

Le soir, vers dix ou onze heures, si les douleurs sont vives, une piqûre de morphine de quelques milligrammes pourra rendre service et procurer un peu de sommeil.

Le second jour un peu de lait sera bien supporté par la malade.

Le troisième ou le quatrième jour on enlèvera la sonde vésicale et on purgera légèrement l'opérée.

On ne touchera pas au pansement avant quarante-huit heures révolues. C'est à ce moment seulement que l'on enlèvera les pinces.

Enlèvement des Pinces.

Il a été déjà dit, et il faut le répéter, qu'il est nécessaire de ne pas toucher au pansement vaginal avant le cinquième ou le sixième jour. Mais dès la fin du second jour on doit enlever les pinces. Il n'y a aucun intérêt à les laisser plus de quarante-huit heures.

L'ablation des pinces doit être faite avec le plus grand soin et mérite toute l'attention du chirurgien qui peut avoir à intervenir immédiatement après avoir enlevé les instruments qui assurent l'hémostase.

La malade ne sera pas déplacée et ne sera pas mise en travers de son lit. Il est, en effet, préférable d'éviter tout mouvement après l'ablation des pinces.

Les jambes de la malade étant simplement écartées, on commencera par enlever la gaze qui enveloppe les pinces à l'extérieur de la vulve.

Si les mèches de gaze iodoformée ont été bien placées par l'opérateur, elles n'apporteront aucune gêne sérieuse à l'extraction des pinces. Il n'en sera pas de même si on a eu le tort d'enrouler les gazes antiseptiques ou aseptiques sur ces instruments, dans l'intérieur du vagin. On peut donc dire que la facile extraction des pinces dépendra, dans une bonne mesure, du choix judicieux qui aura présidé à la disposition des mèches après l'opération.

Chaque pince sera ouverte avec précaution. On aura soin de bien écarter les anneaux, de façon à être sûr que, dans la profondeur, les deux mors s'éloignent sensiblement l'un de l'autre. Ce n'est pas tout. La pince subira de légers mouvements latéraux de dégagement; en même temps qu'on décolle ainsi les ligaments forcipressurés de la face interne des mors, la pince est doucement tirée d'arrière en avant. L'instrument abandonne les ligaments larges, devient exclusivement vaginal et est enlevé sans peine.

La même manœuvre est exécutée pour chacune des pinces, avec la préoccupation constante de dégager la pince et d'éviter tout froissement intempestif de la portion du ligament large qui a subi une longue constriction. Il s'agit, en effet, de n'exercer aucun traumatisme sur les vaisseaux forcipressurés.

M. Quénu recommande d'ouvrir simplement les mors de toutes les pinces placées d'un seul côté, sans exercer aucune manœuvre d'extraction, et d'attendre cinq ou dix minutes. Si une hémorragie venait à se produire, il n'y aurait qu'à serrer sur place les pinces qui n'ont pas abandonné les portions des ligaments larges qu'elles avaient mission d'étreindre. Le vaisseau subirait ainsi une nouvelle forcipressure et l'hémorragie s'arrêterait.

Si ce moyen ne réussit pas, on a du moins l'avantage de savoir de quel côté se trouve le vaisseau qui saigne. Par suite le champ des recherches est plus limité et on a plus de chances de trouver rapidement l'artère qui a donné l'alerte.

On verra plus loin la conduite à tenir en cas d'hémorragie (page 188).

L'extraction des pinces est parfois assez douloureuse. D'ordinaire, la souffrance est modérée et se calme du reste assez vite. Les malades éprouvent quelquefois des nausées, parfois même des vomissements et il est possible de constater le soir une élévation thermique de quelques dixièmes de degré.

Les gazes antiseptiques sont laissées en place. Il n'y a pas lieu de s'en occuper. Il est inutile d'ajouter qu'il faut faire l'antisepsie de la vulve et du périnée.

Pansement consécutif.

Le premier pansement se fait le cinquième ou le sixième jour. On enlève les gazes iodoformées.

Certains chirurgiens soumettent immédiatement la malade à l'usage des injections ou du moins ils pratiquent après le détamponnement, un lavage vaginal. Pour ma part, je suis plus circonspect et redoute un peu l'injection précoce. Je glisse une valve étroite dans le vagin et fais couler dans le vagin un peu de solution de sublimé à 1 pour 1000, à l'aide d'un tampon bien imbibé de ce liquide antiseptique. En somme, je redoute toute presssion portant sur la profondeur du vagin, au niveau de la brèche vaginale.

Une gaze iodoformée est placée dans le vagin et est ôtée le huitième jour par exemple. C'est alors que l'on commencera l'usage des solutions antiseptiques en injections biquotidiennes.

L'écoulement qui se fait par le vagin et qui est le résultat du sphacèle des parties forcipressurées, a une odeur parfois repoussante. Quand on n'est pas averti de ce fait, l'on peut même se demander s'il n'existe pas une communication avec l'intestin.

L'élimination des parties gangrenées est plus ou moins

raplde. D'ordinaire, au bout de quinze jours, l'écoulement est peu abondant et, à la fin de la troisième semaine, la cicatrice est parfaite.

Accidents et complications.

Hémorragie

L'accident le plus fréquent est l'hémorragie. Non pas que celle-ci soit souvent observée, mais enfin elle survient dans un certain nombre de cas et il est utile de dire dans quelles circonstances on a l'occasion de la constater.

L'hémorragie peut s'observer pendant l'opération.

Si l'on opère suivant le procédé de Péan ou avec la modification de Segond, la perte de sang peut se produire au début de l'opération, quand on sectionne les ligaments larges en dedans des deux premières pinces. Cette hémorragie peut être abondante et très grave. On y remédiera instantanément par la compression de l'aorte qui diminue la perte de sang, donne le temps d'éponger la profondeur du vagin, d'enlever le sang qui obstrue le champ opératoire et de voir le vaisseau sectionné sur lequel il suffit de mettre une pince.

Quand un accident de ce genre arrive dans ces conditions, c'est que l'on a commis une faute opératoire. Le plus souvent on a sectionné le ligament large trop haut, au-dessus de la zone forcipressurée préventivement.

L'hémorragie peut se produire un peu plus tard, quand l'opérateur procède au morcellement du corps de l'utérus. Parfois c'est l'utéro-ovarienne qui a été ouverte à l'improviste. Le jet de sang est moins considérable que celui qui provient de l'utérine, mais il est assez abondant pour inspirer de l'inquiétude et pour nécessiter le pincement de l'artère.

Quand on emploie le procédé de Segond, il se peut que l'hémorragie ne soit constatée qu'au moment où, l'utérus étant enlevé, on fait basculer les pinces longuettes qui assurent l'hémostase dans la profondeur du vagin. L'hémorragie peut être due, à un moment quelconque, à des tiraillements qui déchirent le vaisseau ou le laissent échapper entre les mors de l'instrument.

Si l'hystérectomie a été pratiquée suivant le procédé de Doyen ou suivant celui de Quénu, l'hémorragie existe soit avant l'extériorisation du fond soit à la fin de l'opération, c'est-à-dire au moment où l'on enlève l'utérus.

Si la perte de sang survient avant que l'on ait exécuté la bascule du corps, il se peut que l'hémorragie soit due à une déchirure des vaisseaux utéro-ovariens que l'opérateur a produite par une traction excessive sur le fond de l'utérus entouré d'adhérences et bridé par des ligaments larges sclérosés. Le fait est exceptionnel.

Quand l'accident arrive après la mise en place des pinces, il est souvent dû à l'échappement de l'artère qui glisse entre les mors de l'instrument.

Très exceptionnellement, l'hémorragie peut être due, au cours même de l'opération, à la brisure d'un mors d'une pince.

Dans tous ces cas, il faut faire l'hémostase. Si besoin est, un aide fera la compression de l'aorte pendant que le chirurgien cherchera l'artère, cause de la perte de sang.

Des valves introduites dans le vagin en différents sens permettent l'exploration des parties profondes, tandis qu'un aide et le chirurgien enlèvent avec des éponges montées au bout de pinces longues le sang qui gêne la vue. Il est parfois possible de trouver rapidement le vaisseau qui est forcipressuré. Le plus souvent la manœuvre est pénible et longue. Il faut inspecter successivement et soigneusement la tranche des deux ligaments larges.

Si l'on a mis une seule pince sur toute la hauteur du ligament large, on fera basculer cette pince de telle sorte que les anneaux soient situés en haut, que les branches soient verticales et que l'extrémité de l'instrument vienne se présenter au périnée. On trouvera aisément ainsi l'artère qui donne du sang. Il va sans dire que l'on inspecte successivement les deux ligaments larges.

Quand il y a plusieurs pinces sur chaque ligament large, on commencera par diviser rapidement les pinces en deux faisceaux : pinces qui forcipressurent le côté droit et pinces qui compriment les vaisseaux du côté gauche. On désobstrue ainsi le champ opératoire, on favorise le placement des valves et par suite l'inspection. Chaque pince, en commençant par celle qui est posée sur la partie supérieure du ligament, est légèrement tirée en bas et en avant. On constate si elle tient bien. En agissant en même temps sur celle qui est placée au-dessous, on peut voir d'où vient le sang. On inspectera ainsi successivement toute la tranche de chaque ligament; on vérifiera les pinces placées successivement sur les annexes et on n'oubliera pas de voir si le vaisseau qui est ouvert ne se trouve pas sur la tranche vaginale.

Dans certains cas, on aperçoit l'artère qui est la cause de l'accident, et alors il est aisé d'y remédier; mais dans d'autres circonstances, on en est réduit à pincer une zone de tissus au niveau de laquelle le sang semble venir.

Il faut que le chirurgien fasse preuve de sang-froid et d'habileté. C'est en pratiquant l'hémostase secondaire, c'est en essayant d'arrêter ces pertes de sang parfois inquiétantes par leur abondance que l'on risque le plus de pincer l'uretère. On place des pinces rapidement et sans voir au juste l'endroit d'où vient le sang, parce qu'il faut tarir sans retard une hémorragie menaçante et que, d'autre part, le vagin est rempli de sang, mauvaises conditions pour faire une hémostase régulière. On connait la situation des vaisseaux utérins par rapport à l'uretère. Il est donc facile de comprendre comment le conduit urétérique peut être saisi entre les mors d'une pince, malgré le soin que l'on a de relever avec une longue valve la vessie et par suite les conduits vecteurs de l'urine.

En cas d'hémorragie grave, plusieurs chirurgiens après des tentatives infructueuses par la voie vaginale, ont été obligés de faire la laparotomie pour pincer le vaisseau, cause de l'accident. Dans l'immense majorité des cas, on peut faire l'hémostase par le vagin, surtout si on a quelque expérience de l'hystérectomie par la méthode de Péan.

S'il ne s'agit que d'un simple saignement en nappe — mais dans ce cas seulement — on pourra se contenter de mettre une éponge antiseptique entourée d'une gaze iodoformée à cheval sur la brèche vaginale, moitié dans le vagin et moitié dans la zone située au dessus de l'incision vaginale.

On doit poser comme une règle rigoureuse qu'il faut faire une hémostase parfaite avant de disposer les mèches de gaze iodoformée dans le vagin et de ramener l'opérée dans son lit.

Une hémorragie peut apparaître brusquement après l'opération dans les heures qui suivent l'intervention ou dans la nuit.

Cet accident (¹) peut être causé par une pince qui dérape ou qui se brise. Il est indiqué de procéder immédiatement à l'hémostase. Il est bon d'ajouter que les hémorragies de ce genre sont rarissimes.

Plus fréquentes sont les pertes de sang que l'on observe au moment de l'ablation des pinces, c'est-à-dire au bout de quarante-huit heures.

Malgré toutes les précautions que l'on peut prendre pour

(¹) Voir aussi « *Hémostase complémentaire* » p. 117.

éviter pareil incident, celui-ci se produit parfois à l'improviste. Il est bon d'en être prévenu afin que l'on soit toujours
prêt à agir rapidement. Il faut transporter sans retard
l'opérée sur une table qui permette une inspection minutieuse
du vagin, chercher le vaisseau qui saigne et le forcipressurer.

Enfin, une hémorragie peut encore survenir à une époque
tardive, vers le dixième, le treizième ou le quatorzième jour,
au moment de la chute des eschares.

Cette énumération n'est pas sans éveiller quelques craintes
sur les dangers de l'hystérectomie vaginale. Il serait puéril
d'essayer d'atténuer la vérité. L'hémorragie, et parfois
l'hémorragie grave, vient subitement compliquer une opération qui était jusque-là d'une grande simplicité. Parfois la
mort a été notée dans ces conditions. Le chirurgien n'a pas
pu assurer à temps l'hémostase. Dans d'autres circonstances,
une terminaison funeste est observée plus tardivement, par
suite des manœuvres auxquelles on a dû se livrer pour
mettre fin à la perte de sang. Les opérées succombent à une
infection secondaire ou à des phénomènes d'obstruction
intestinale.

Aussi faut-il proclamer que le souci constant de l'opérateur
doit être d'assurer une hémostase parfaite.

Sans doute la forcipressure rend d'inestimables services.
Elle permet d'abréger la durée des opérations et de pratiquer des hystérectomies inexécutables, si l'on se contentait
de faire l'hémostase à l'aide de ligatures. Le pincement des
ligaments larges combiné au morcellement a singulièrement
agrandi le champ des indications de l'ablation de l'utérus et
ce serait vouloir faire un pas en arrière que de contester
la supériorité de la méthode de Péan, dans un grand nombre
de cas.

Mais quand les lésions ne sont pas suppurées, quand la
bascule de l'utérus se fait en avant, je me demande les

raisons qui empêchent de procéder à l'hémostase en pratiquant des ligatures sur les ligaments larges.

En admettant que ce temps devienne un peu plus long du fait du passage des fils, n'y a-t-il pas lieu de passer outre, surtout si l'on met dans la balance les avantages de la ligature, à savoir : sécurité plus grande au point de vue de l'hémostase et absence de douleurs pendant les 48 heures qui suivent l'opération?

Je pense donc que les gynécologistes français font un trop fréquent usage des pinces et que, dans un certain nombre de cas, il serait avantageux d'employer les ligatures.

Par contre, les opérateurs étrangers méconnaissent les avantages de la méthode de Péan. Je crois qu'ils n'ont pas une confiance suffisante dans cette opération, parce qu'ils ne sont pas rompus aux difficultés de la technique. Le temps viendra où ils n'hésiteront pas à se rallier et à se déclarer partisans de la castration totale par la voie vaginale.

Plaies de la vessie.

La vessie peut être blessée au cours de l'hystérectomie vaginale. M. Segond estime, d'après sa statistique, à 1,66 % la fréquence de cet accident.

La vessie peut-être blessée dès le début de l'opération, au moment de l'incision vaginale antérieure. Il est exceptionnel que pareil fait se produise en cette occurrence. En effet, tout opérateur sait à quel niveau il faut inciser le col, et s'il a des craintes, il lui est facile de savoir exactement jusqu'où descend la vessie. Il lui suffit d'introduire un instrument courbe dans la vessie et d'explorer la paroi vésico-vaginale. Il est bon de faire remarquer que dans le prolapsus total de l'utérus, la vessie descend le plus souvent très bas et qu'il est indispensable d'inciser le col à quelques millimètres au-dessus

de l'orifice externe, si l'on veut être certain de ménager la
vessie.

La vessie est quelquefois intéressée quand l'opérateur
la sépare de l'utérus soit avec le doigt, soit avec des instruments. C'est un des temps délicats de l'hystérectomie que
cette séparation du col d'avec la vessie. Si l'on ne s'as-
treint pas rigoureusement à chercher le plan de clivage, à
refouler par en haut le tissu cellulaire avant de le couper,
si on ne cherche pas systématiquement la face antérieure du
col que l'on reconnait aisément avec un peu d'habitude, et
que l'on doit dénuder en la rasant, on risque de donner un
coup de ciseaux dans le réservoir urinaire.

Le même accident arrive peut-être plus fréquemment par
des mouvements intempestifs et violents de l'aide ou de
l'opérateur qui relève la vessie avec une valve et cherche à
ouvrir le cul-de-sac vésico-utérin.

Il suffit d'indiquer la cause de cet accident, pour que l'on
puisse l'éviter. La valve servira à soulever la paroi vésico-
vaginale et non pas à crever le cul-de-sac péritonéal.

Au cours du morcellement dans des cas difficiles, quand
le vagin est étroit et profond et l'utérus peu abaissable, la
vessie peut être atteinte soit par une pince à traction, soit
par une pince longuette.

Il faut signaler la possibilité de la production d'une petite
fistule vésicale, au moment de la chute d'une escharre produite par l'extrémité d'une pince qui appuie simplement sur
la paroi vésicale, pendant les quarante-huit heures qui suivent
l'opération.

Quelques précautions sont utiles à prendre :

1° Gratter la face antérieure de l'utérus chaque fois que le
péritoine n'apparait pas, toutes les fois qu'il reste des adhérences en avant ; 2° Ouvrir largement, très largement le
cul-de-sac vésico-utérin ; 3° Laisser toujours à demeure,

pendant toutes les manœuvres dirigées en avant de l'utérus, une valve qui soulève et protège la vessie et les uretères.

En réalité, ces blessures de la vessie sont rares.

Si l'on constate une plaie de la vessie pendant le cours de l'opération, on devra la suturer sans retard.

On ne s'aperçoit ordinairement de la blessure vésicale que quelques jours après l'intervention.

La réparation de la fistule vésico-vaginale, dans ce cas ne doit pas être faite d'une façon trop hâtive.

Blessure de l'uretère.

L'uretère peut être coupé au cours de l'opération, soit avec les ciseaux soit avec le bistouri. Plus souvent il est saisi entre les mors d'une pince, et ce n'est que tardivement que se produit l'écoulement de l'urine par le vagin.

On doit soupçonner que le conduit urétérique est pincé quand on voit survenir après l'opération des douleurs vives à irradiations supérieures. Les souffrances spontanées et provoquées sont vives dans la région du vagin, dans la région lombaire, sur tout le trajet de l'uretère. Le diagnostic ne prend de la précision qu'au moment de la perte de l'urine par le vagin.

Parfois il n'est pas aisé de savoir si l'on est en présence d'une fistule urétérique ou d'une fistule vésico-vaginale. L'examen endoscopique permet de résoudre le problème. Dans le plus grand nombre de cas, il suffit d'injecter dans la vessie une solution d'iodure de potassium et de mettre dans le vagin, au niveau de la fistule, un tampon imbibé d'une pommade au bismuth, pour constater que la pommade ne change pas de couleur, preuve que le liquide contenu dans la vessie n'a pas passé dans le vagin par l'orifice incriminé. Si l'on administre la solution d'iodure de potassium par la voie stomacale, il se produit sur le tampon un changement de coloration qui est l'indice que le médicament a passé par le rein, dans l'uretère et, par l'intermédiaire de l'orifice fistuleux, dans le vagin.

L'uretère peut être étreint par une pince à forcipressure à différents moments de l'opération. Tout d'abord, cet accident arrivera fatalement si l'on n'a pas soin de se rappeler les rapports de l'uretère et du col.

Dans les premiers temps de l'hystérectomie d'après le procédé de Péan et d'après celui de Segond, l'uretère est menacé non pas, comme le dit M. Segond, quand on morcelle le corps, mais au moment où l'on fait l'hémostase des parties latérales du col. Sans doute la libération du col en avant, en arrière et sur les côtés, éloigne l'uretère, mais le conduit est exposé à l'action des pinces, quand les instruments assurent l'hémostase des vaisseaux utérins.

L'uretère est infiniment plus à l'abri, comme je l'ai déjà dit souvent, quand le col est libéré en avant et en arrière, quand le cul-de-sac vésico-utérin est largement ouvert, *quand une valve relève la vessie, quand le corps de l'utérus est extériorisé en avant.* Dans ces conditions l'uretère est éloigné au maximum de la partie latérale de l'utérus. Or, ces conditions sont celles qui se trouvent réalisées au moment du placement des pinces, d'après le procédé de Doyen.

Je pense donc, contrairement à Segond, que le pincement systématique des artères utérines, dès le début de l'opération, loin d'être une garantie contre la possibilité d'une plaie de l'uretère, n'est qu'une manœuvre qui expose davantage ce conduit.

Sans doute les craintes de blesser l'uretère ne sont pas aussi grandes qu'on se l'était imaginé en 1892-1893. Il suffit le plus souvent de se tenir strictement sur les flancs du col pour éviter cet accident. Dans une hystérectomie régulière, faite suivant la méthode de Péan, si l'uretère n'a pas été fixé dans un point anormal, on est sûr de n'avoir aucun malheur à déplorer. Cette constation qu'il faut proclamer ne peut m'empêcher de reconnaître que l'uretère s'éloigne au maximum des bords du col dans les conditions déterminées plus haut, c'est-à-dire quand on vient à forcipressurer les ligaments larges après bascule en avant de l'utérus.

La réalité est que la fistule urétérale se produit le plus souvent après des manœuvres irrégulières, quand survient, par exemple, une hémorragie qui nécessite le pincement rapide et un peu aveugle des tissus au niveau desquels jaillit le sang.

Faire une bonne hémostase, toujours et régulièrement, c'est se mettre du même coup à l'abri de toute blessure de l'uretère, quel que soit le procédé employé.

Blessure du rectum.

La blessure du rectum peut s'observer quand il existe des masses inflammatoires qui comblent la cavité de Douglas et qui s'opposent à l'ouverture du cul-de-sac recto-utérin. Il faut cheminer avec le doigt le long de la face postérieure de l'utérus, s'éloigner systématiquement du rectum et localiser le décollement à la partie postérieure de la matrice. Un hystéromètre préalablement glissé dans la cavité utérine, pendant que la matrice est abaissée, permet au doigt qui pénètre dans le cul-de-sac péritonéal, de savoir à quel niveau se trouve le plan utérin suivant lequel on doit pratiquer le décollement.

Il ne faut user qu'avec prudence de la valve que l'on introduit dans la boutonnière vaginale postérieure. Il n'y a pas lieu d'essayer d'enfoncer de vive force avec cet instrument le cul-de-sac de Douglas.

Dans la très grande majorité des cas la blessure du rectum peut être évitée. Cependant dans quelques circonstances il ne faudrait pas s'étonner de voir des gaz et des matières fécales sortir par la vulve. C'est ainsi que s'il existait une fistule faisant communiquer une poche purulente péri-utérine avec le rectum, il n'y aurait rien d'extraordinaire de voir des matières passer par le vagin.

Le plus souvent le rectum est blessé dans les manœuvres complémentaires d'extirpation des annexes. Les masses formées par l'ovaire et la trompe enflammés parfois adhèrent fermement au rectum. L'opérateur en voulant les dégager produit une lésion du rectum.

Dans d'autres cas, la fistule recto-vaginale n'est constatée que tardivement. La paroi rectale déjà amincie par le travail inflammatoire ou par un processus tuberculeux manque de soutien par suite de l'extirpation de l'utérus et des annexes. Une autre pathogénie peut être invoquée à titre exceptionnel. Des pinces mal placées, buttant contre le rectum, peuvent amener une solution de continuité de la paroi intestinale.

Si la blessure du rectum est manifeste pendant l'opération, il y aura lieu d'y remédier sans retard et de séparer autant que possible la cavité péritonéale de la plaie rectale. On placera des gazes iodoformées au-dessus de la ligne des sutures.

La fistule du rectum qui apparaît quelques jours après l'intervention est d'un pronostic beaucoup moins sévère qu'on serait tenté de se l'imaginer *a priori*. Des adhérences ont le temps de se former et de s'opposer à la contamination du péritoine. En outre, il faut savoir qu'il est bon de ne pas se hâter d'opérer ces fistules qui diminuent spontanément d'étendue et qui guérissent dans quelques cas par les seuls efforts de la nature.

13.

Blessure des autres portions de l'intestin.

Ce n'est pas tant dans les manœuvres d'ablation de l'utérus que dans celles d'extirpation des annexes que l'on risque de léser les tuniques de l'S iliaque ou d'une anse d'intestin grêle. Dans les cas où l'utérus est fixé par de multiples adhérences, il faut savoir que l'on risque d'ouvrir l'intestin fusionné soit avec le fond, soit plus souvent la face postérieure du corps utérin. La présence d'une anse d'intestin adhérente dans le cul-de-sac de Douglas constitue un danger d'autant plus grand que la confusion avec une trompe dilatée est possible.

L'intestin est surtout menacé au moment où l'on procède à la libération et à l'extériorisation des annexes augmentées de volume ou sclérosées, enveloppées par de nombreuses adhérences. L'opérateur qui poursuit avec ténacité l'ablation totale des annexes malades et adhérentes s'expose à crever l'intestin. Il faut répéter que le chirurgien doit voir ce qu'il fait et ne pas procéder à des manœuvres aveugles dans la profondeur du petit bassin. Les pincements des tissus doit se faire sous le contrôle de la vue.

Quand les adhérences sont fermes, il est préférable de renoncer à l'extirpation totale et d'abandonner les poches trop adhérentes ou des ovaires trop sclérosés, fusionnés avec l'intestin.

Sans doute, il n'y a pas lieu de proclamer avec Segond que la suppression de l'utérus amène la mort anatomique et physiologique des annexes. Il faut poser comme une règle que l'ovaire et la trompe doivent être extirpés toutes les fois que les manœuvres d'ablation totale ne font pas courir le risque d'ouvrir l'intestin ou la vessie. A côté des cas qui nécessitent la castration utérine pure et simple, parce qu'il est absolument impossible d'enlever les annexes, il existe certains cas que quelques chirurgiens traitent d'une façon radicale, tandis que d'autres se contentent de les soumettre à une opération incomplète. Pour les uns il y aura lieu de pratiquer l'extirpation de l'utérus et des annexes, pour d'autres, il suffira de faire l'hystérectomie vaginale sans toucher aux ovaires et aux trompes. Il est incontestable qu'un gynécologiste rompu à la pratique de l'opération de Péan parviendra à exécuter une ablation totale des ovaires, des trompes et de l'utérus, alors qu'un collègue plus timoré, peu familiarisé avec la technique, ne pourra enlever que l'utérus.

Malgré les excellents résultats obtenus par la seule extirpation de l'utérus, par la castration utérine, suivant l'expression de Péan, je ne puis m'empêcher d'admettre que cette méthode est inférieure à la castration totale vaginale. Quand toutes les lésions sont supprimées, les chances de guérison radicale sont plus grandes.

Mais il est impossible de réaliser, toujours et dans tous les cas, l'extirpation totale de l'utérus et des annexes. Landau n'a pas raison, je crois, de poser en principe que l'on doit et que l'on *peut* tout enlever — utérus et annexes — par la voie vaginale et, en cas de besoin, par la voie hypogastrique.

N'est-ce pas méconnaitre une partie des avantages et de la supériorité de la méthode de Péan que de formuler une pareille règle de conduite ?

En certains cas, il est absolument impossible à un chirurgien quelconque, qu'il soit né sur les bords de la Sprée ou sur les rives de la Seine, de pratiquer la castration totale par la voie vaginale. On enlève l'utérus et c'est tout ce que l'on peut faire. Quand il s'agit de masses suppurées qui enveloppent l'utérus, il suffit d'enlever la bonde, comme on l'a dit, pour amener la guérison de la malade. Vouloir aller au-delà, c'est courir au-devant d'une déchirure intestinale et sans avoir la certitude de pratiquer l'ablation. Quant à faire la laparotomie pour parachever l'opération, pour procéder à l'extirpation des trompes et des ovaires, c'est faire courir à la malade des risques beaucoup plus grands de mort, tandis que la castration utérine pure et simple est bénigne — relativement s'entend — et efficace.

Occlusion intestinale.

L'occlusion intestinale a été signalée un certain nombre de fois après l'hystérectomie vaginale. Cette complication est en somme assez rare, mais il est nécessaire d'en connaître la pathogénie. Giresse, dans son travail inaugural (¹), a passé en revue toutes les causes susceptibles de donner naissance à des phénomènes d'occlusion.

Un premier groupe comprend *les pseudo-étranglements.* Le spasme intestinal est-il capable de produire en dehors de toute infection l'occlusion et des phénomènes assez persistants pour causer la mort ? Giresse l'admet et cite un cas à l'appui de son opinion. Cette explication ne peut être admise que sous bénéfice d'inventaire.

Au contraire on est d'accord pour reconnaître le pseudo-étranglement qui est sous la dépendance de troubles moteurs inflammatoires, c'est-à-dire de la péritonite.

Plus fréquents sont les *étranglements vrais* ou par obstacle mécanique.

1° Occlusion par adhérences de l'intestin. — La chute des cellules du péritoine viscéral suffit pour expliquer les adhérences qu'une anse d'intestin peut contracter soit avec les bords de la plaie vaginale, soit avec une anse voisine ou encore avec les pièces du pansement vaginal.

Il en résulte une coudure suivie d'une oblitération plus ou moins complète de l'intestin.

(¹) Giresse, Thèse, Paris, 1895-1896, n° 159.)

2° *Occlusion par bride épiploïque.* — On voit parfois le grand épiploon se présenter dans la brèche vaginale, au cours de l'extirpation de la matrice. L'épiploon plus ou moins tiraillé, plus ou moins dépouillé de sa séreuse, peut contracter des adhérences soit au niveau de l'incision vaginale, soit avec une surface cruentée quelconque, avec un moignon tubo-ovarien par exemple. Cette adhérence transforme l'épiploon en un cordon rigide qui s'étend dans la cavité pelvienne et sous lequel l'intestin peut se glisser et s'étrangler.

3° *Positions vicieuses de l'intestin.* — Parmi les causes d'occlusion de ce genre, la plus fréquente est le volvulus. Il y a d'abord adhérence intestinale, puis trouble des mouvements péristaltiques : l'intestin bridé et ne pouvant suivre ces mouvements se contourne sur lui-même, oblitère son calibre et produit l'occlusion.

4° *Compression de l'intestin par l'étranglement.* — Cette compression peut s'exercer de plusieurs manières sur l'intestin. Un tamponnement vaginal trop serré a été dans quelques cas l'occasion d'accidents d'obstruction graves. La compression porte soit sur le rectum soit sur l'S iliaque ou l'intestin grêle.

Dans ces cas, les accidents sont très graves et la mort en est souvent la conséquence. Cependant l'ablation précoce du pansement permet quelquefois le rétablissement du cours des matières et la guérison survient.

5° *Constriction de l'intestin par une pince.* — Une anse d'intestin peut être saisie entre les mors d'une pince. L'S iliaque lui-même mobilisé par des tractions et adhérent peut être forcipressuré.

Le diagnostic de l'occlusion est loin d'être toujours facile.

Il ne sera pas aisé de la différencier de la péritonite, d'autant plus que les deux affections peuvent exister en même temps.

Dans certains cas, l'examen bactériologique des liquides recueillis dans la cavité pelvienne, à travers la brèche vaginale, pourra faire éliminer la péritonite et par suite le diagnostic d'occlusion sera établi.

Il faut savoir que l'occlusion apparaît surtout après les manœuvres prolongées de l'hystérectomie. Il est certain que les phénomènes d'étranglement surviennent surtout après les interventions secondaires, quand il faut recommencer l'hémostase, mettre rapidement et sans précision des pinces sur un vaisseau qui saigne dans la profondeur.

Giresse préconise l'anus contre nature et croit que cette opération est préférable à la laparotomie. Je ne pense pas que cette pratique soit recommandable. Il vaut mieux se hâter de pratiquer la cœliotomie qui permet de voir l'obstacle, de dégager l'intestin et par suite de sauver la malade. Dans tous les cas, l'intervention doit être précoce en pareille circonstance.

Parmi les complications qui surgissent après l'hystérectomie vaginale il faut signaler les eschares sacrées, d'origine trophique et produites par l'irritation des nerfs du petit bassin sous l'influence de l'acte opératoire (Leguen).

TABLE DES MATIÈRES

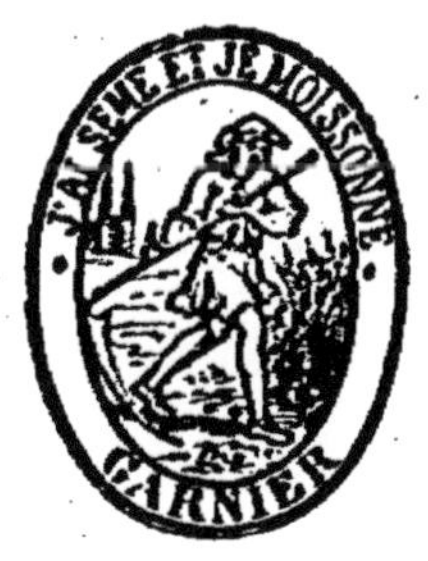

J'AI SEME ET JE MOISSONNE
GARNIER